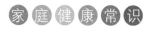

家庭健康常识

眩晕及耳鸣防治超图解

[日]古宇田宽子　主编

孟宇乐　译

中国纺织出版社有限公司

图书在版编目（CIP）数据

眩晕及耳鸣防治超图解/（日）古宇田宽子主编；
孟宇乐译. -- 北京：中国纺织出版社有限公司，2020.5
（家庭健康常识）
ISBN 978 - 7 - 5180 - 6238 - 6

Ⅰ. ①眩… Ⅱ. ①古… ②孟… Ⅲ. ①眩晕—防治—
图解 ②耳鸣—防治—图解 Ⅳ. ①R764. 34 - 64
②R764. 45 - 64

中国版本图书馆 CIP 数据核字（2019）第 099271 号

原文书名：ウルトラ図解めまい・耳鳴り
原作者名：古宇田寛子
ULTRA ZUKAI MEMAI MIMINARI
© HIROKO KOUDA 2017
Originally published in Japan in 2017 by HOUKEN CORPORATION.
Chinese (Simplified Character only) translation rights arranged with
HOUKEN CORPORATION. through TOHAN CORPORATION, TOKYO.
本书中文简体版经 HOUKEN CORPORATION. 授权，由中国纺织出版社有限公司独家出版发行。
本书内容未经出版者书面许可，不得以任何方式或任何手段复制、转载或刊登。
著作权合同登记号：图字：01-2018-6175

责任编辑:傅保娣　　责任校对:王花妮
责任印制:王艳丽　　责任设计:品欣排版

中国纺织出版社有限公司出版发行
地址:北京市朝阳区百子湾东里 A407 号楼　邮政编码:100124
销售电话:010—67004422　传真:010—87155801
http://www.c-textilep.com
E-mail:faxing@c-textilep.com
中国纺织出版社天猫旗舰店
官方微博 http://weibo.com/2119887771
北京通天印刷有限责任公司印刷　各地新华书店经销
2020 年 5 月第 1 版第 1 次印刷
开本:880×1230　1/32　印张:5
字数:80 千字　定价:39.80 元

前言——为了生活，要与眩晕和耳鸣战斗下去

　　眩晕、耳鸣是非常常见的症状。每个人在疲劳时，或乘坐飞机时，或日常生活中，都可能会出现眩晕和耳鸣的症状。

　　但是，如果出现慢性疾病或无法忍受的症状，就会产生问题。近年来，出现眩晕、耳鸣症状的人越来越多。

　　老年人本来就很容易出现眩晕、耳鸣的症状，随着老龄化社会的发展，被眩晕及耳鸣困扰的老年人也越来越多。而且，出现眩晕及耳鸣的年轻人也越来越多。

　　眩晕及耳鸣的难治之处在于，这些症状只有患者自己能够感受到，而且很多患者觉得自己"可以忍受""一定是太累了，所以并没有及时去治疗"。

　　眩晕及耳鸣大部分是因为内耳故障引起的，一般不是非常严重的疾病。但是，眩晕和耳鸣也可能是全身疾病的信号。出现眩晕及耳鸣的症状后，首先要去医院就诊，接受医生的问诊和检查。

　　但是，治疗眩晕及耳鸣时，可能无法找到病因，且治疗的效果因人而异。患者的心理因素和生活习惯也会对眩晕及耳鸣造成很大的影响。因为不知道详细的病因及治疗方法而感到焦虑不安，这样的病例也有很多。

本书将为大家详细介绍眩晕及耳鸣的原因、病理、就医时需要做的检查和治疗的最新进展。患者可以通过本书正确理解眩晕和耳鸣，消除治疗的不安，安心地度过每一天。希望本书可以帮助对眩晕、耳鸣产生不安的患者及其家人。

古宇田宽子

目录

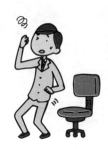

第2章

眩晕的本质和治疗方法

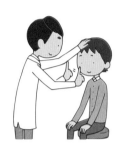

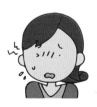

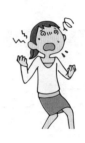

引起眩晕的脑部疾病及其治疗 64

引起眩晕的全身疾病及其治疗 70

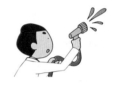

引起眩晕的心理疾病及其治疗 78

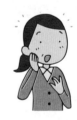

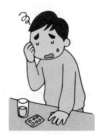

耳鸣的本质和治疗方法

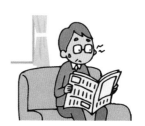

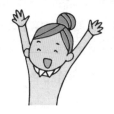

第4章

控制眩晕及耳鸣的生活技巧

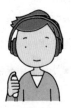

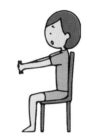
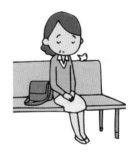

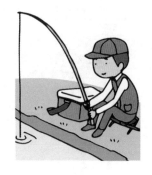

【原版书设计】HOPBOX
【图解设计 · 插画】HOPBOX
【编辑协力】アーバンサンタクリエイティブ / 大工明海

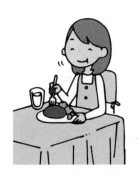

第 1 章

眩晕及耳鸣是身体发生异常的信号

眩晕、耳鸣有可能并不是单纯的不适，而是身体出现异常的信号。本章将说明引起眩晕及耳鸣的病因及其特征。

谁都会出现眩晕及耳鸣

身体健康的人在某些情况下也会出现眩晕及耳鸣

在日常生活中，大家可能都出现过眩晕、耳鸣。例如，在突然起身的一瞬间、在飞机和电梯急剧上升或下降时，气压会导致耳深处发出响声；在游乐园乘坐旋转项目时，出现头晕的状况等。

这些因外部环境导致的眩晕、耳鸣，在健康人的身上也会发生。虽然一时不舒服，但是这些状况会随着时间的推移而消失，不需要担心。然而，为慢性眩晕及耳鸣而烦恼，对剧烈的眩晕及耳鸣感到不安的人越来越多。并且，不仅仅老年人出现眩晕及耳鸣的情况增加，比较年轻的人出现眩晕及耳鸣的情况也在增加。

虽然上面介绍过健康人在某些情况下也会出现眩晕及耳鸣，但是很多情况下，眩晕及耳鸣是疾病的一个重要信号。

不能因为眩晕及耳鸣很常见，就忽略它们，区分以及应对其与身体发出的信号非常重要。特别是，突然出现原因不明的剧烈眩晕和耳鸣时，一定要引起注意。因为眩晕和耳鸣可能会隐藏着危及生命的疾病。

绝对不能小看甚至忽视危险的眩晕和耳鸣，接下来介绍眩晕和耳鸣的一些简单的区分方法。

这时会出现眩晕、耳鸣

身体健康的人也会出现眩晕和耳鸣

猛地起身时	气压急速变化时	乘坐旋转设施时

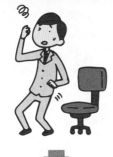 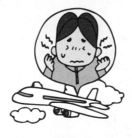 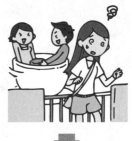

↓ ↓ ↓

🕐 这些情况下的眩晕、耳鸣是会随着时间的推移而消失的短暂性症状

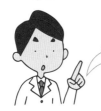 上述的眩晕和耳鸣并无大碍，
但是如果发生以下状况，就需要引起注意。
如果自己解决的话，会发生危险

●慢性眩晕、耳鸣	●剧烈眩晕、耳鸣	●由严重的疾病引起的眩晕、耳鸣

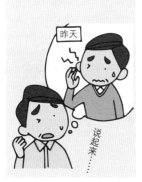 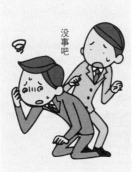 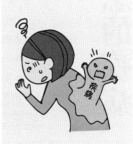

3

根据眩晕及耳鸣的症状判断可能患的疾病

开始

是什么样的眩晕呢？

眩晕的同时还伴随
- 剧烈的头痛
- 手脚发麻
- 行走障碍
- 语言障碍
- 看东西有重影
- 嘴巴发麻

否 →

感到身体在旋转 → 否

是 ↓

反复出现眩晕

否 ↓   是 ↓

患有耳部疾病 → 否

是 ↓

可能患有
- 脑梗死
- 脑出血
- 脑肿瘤

➡ 神经外科

➡ 神经内科

可能患有
- 前庭神经炎

➡ 耳鼻喉科

可能患有
- 美尼尔综合征
- 听神经瘤

➡ 耳鼻喉科

猛地站起来眼前发黑 　　是　→　可能患有
●直立性低血压
　→ 内科

否

存在压力和抑郁的情绪 　　是　→　可能患有
●抑郁症
→ 心理科、精神科

否

出现眩晕的症状
●来回旋转头部
●向上或者向下看时

否　　　　　　　是

否

可能患有
●内耳性眩晕
→ 耳鼻喉科

可能患有
●良性发作性位置性
眩晕症
→ 耳鼻喉科

可能患有
●耳性眩晕
●椎－基底动脉供血
不足
●心律不齐
●贫血等
→ 耳鼻喉科

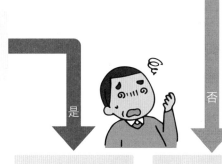

开始

是什么样的耳鸣呢?

耳鸣的同时还伴随
● 剧烈的头痛
● 手脚发麻
● 行走障碍
● 语言障碍
● 看东西有重影
● 嘴巴发麻

否 ▶ 耳鸣时伴有眩晕 ◀ 是

否 ▼

耳聋

否 ▼

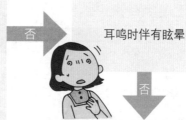
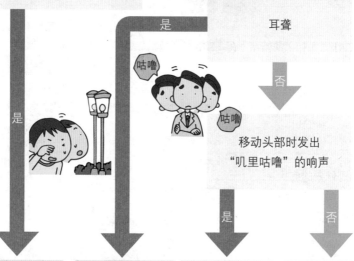

咕噜   咕噜

是

移动头部时发出
"叽里咕噜"的响声

是   否

是 ▼

可能患有
● 脑梗死
● 脑出血
● 脑肿瘤
▶ 神经外科
▶ 神经内科

● 突发性耳聋
● 噪声性耳聋
● 受到外部声音
  伤害
● 老年性耳聋
● 耳垢堵塞
● 慢性中耳炎
● 耳硬化症
● 咽鼓管堵塞症等

可能患有
● 外耳道异物
▶ 耳鼻喉科

首先
▶ 耳鼻喉科

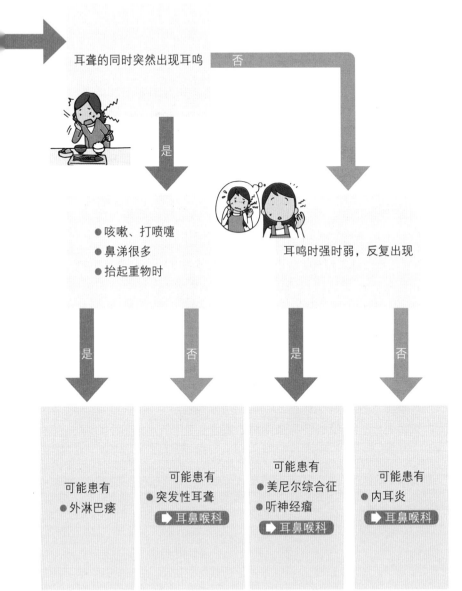

耳聋的同时突然出现耳鸣　　否

是

● 咳嗽、打喷嚏
● 鼻涕很多
● 抬起重物时

耳鸣时强时弱，反复出现

是　　　否　　　是　　　否

可能患有
● 外淋巴瘘

可能患有
● 突发性耳聋
➡耳鼻喉科

可能患有
● 美尼尔综合征
● 听神经瘤
➡耳鼻喉科

可能患有
● 内耳炎
➡耳鼻喉科

一起看一下眩晕及耳鸣的原因

由耳部疾病引起的眩晕及耳鸣

当出现眩晕、耳鸣的症状时，很多人会非常不安，怀疑自己是否得了非常严重的疾病。然而，很多时候眩晕、耳鸣的病因在于自己的耳朵。耳的结构从外侧开始，分为外耳、中耳和内耳三部分。在位置最深的内耳里，有通过感受空气震动来"听到声音"的耳蜗。耳蜗感受到的声音信号，通过外耳道到大脑的声音传递路径传递到大脑。另外，内耳内部的耳石器和三个半规管可以感受到头部相对于重力的位置和运动（加速度），与平衡感觉关系密切。

也就是说，内耳在听觉和保持身体平衡两方面发挥着重要的作用。所以，内耳一旦患病，身体就无法保持平衡，且感觉周围的事物一直在旋转。这种症状称为末梢性眩晕。

声音传递路径出现问题时，即便耳朵外部没有声音，患者也会觉得有刺耳的声音，即出现耳鸣。另外，还会觉得耳朵像是被东西堵塞了一样，有耳堵塞的感觉，也会引起耳聋。

就像前文介绍的那样，引起眩晕和耳鸣的器官所在的位置非常近，所以很多时候，眩晕和耳鸣会同时出现。

前庭系统和听觉系统的作用及其障碍

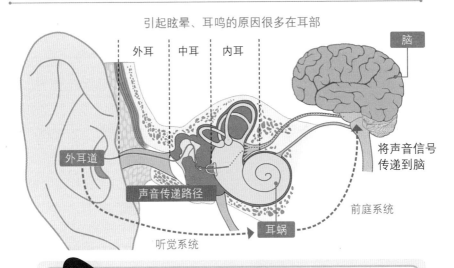

引起眩晕、耳鸣的原因很多在耳部

外耳　中耳　内耳

脑

外耳道

声音传递路径

将声音信号传递到脑

前庭系统

耳蜗

听觉系统

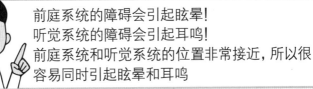

前庭系统的障碍会引起眩晕!
听觉系统的障碍会引起耳鸣!
前庭系统和听觉系统的位置非常接近, 所以很容易同时引起眩晕和耳鸣

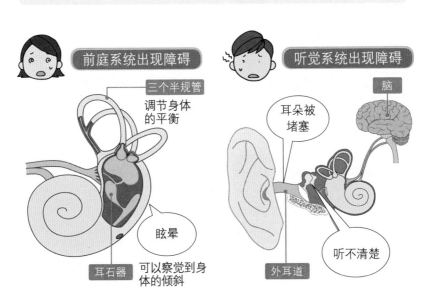

前庭系统出现障碍

三个半规管
调节身体的平衡

眩晕

耳石器

可以察觉到身体的倾斜

听觉系统出现障碍

脑

耳朵被堵塞

听不清楚

外耳道

由脑部疾病引起的眩晕及耳鸣

眩晕、耳鸣也有可能是由脑部疾病引起的。前面介绍过，内耳控制身体的平衡，内耳接收的信息会传递到脑内。其他由眼接收的视觉信息以及手脚等全身肌肉和关节接收的信息会在脑内综合处理。脑干和小脑发挥着非常重要的作用。所以，如果脑部发生一些障碍，就无法很好地处理信息，引发眩晕。由脑部疾病诱发的眩晕称为中枢性眩晕。

引发中枢性眩晕的原因有很多，例如脑肿瘤中的第 8 对脑神经*肿瘤。另外，脑血管阻塞、血流不通畅致脑组织坏死即脑梗死，血管破裂引起的脑出血，以及脑干、小脑供血不足引起的椎-基底动脉供血不足等也可以引起中枢性眩晕。

很多中枢性眩晕虽然不会很严重，但是引发眩晕的脑部疾病，有时却可能危及生命。所以，如果出现中枢性眩晕，就必须尽早就医。

脑血管疾病患者除了眩晕之外，如果还出现了耳聋、耳鸣、剧烈头痛、呕吐、看东西有重影、手脚发麻无法活动、舌头不灵活、意识薄弱等症状，请尽快就医。

有高血压、糖尿病、血脂异常、动脉硬化、肾脏疾病等生活方式疾病的患者患脑血管疾病的风险较高，需要特别注意。

接下来介绍由全身疾病引起的眩晕及耳鸣。

10 | **用语解说** 第 8 对脑神经　在 12 对脑神经中，分布在内耳的脑神经即为第 8 对脑神经。由耳蜗神经和前庭神经构成，负责掌管人体的听觉和平衡感觉。也称听神经。

由脑部疾病引起的中枢性眩晕

由脑部疾病引起的眩晕及耳鸣

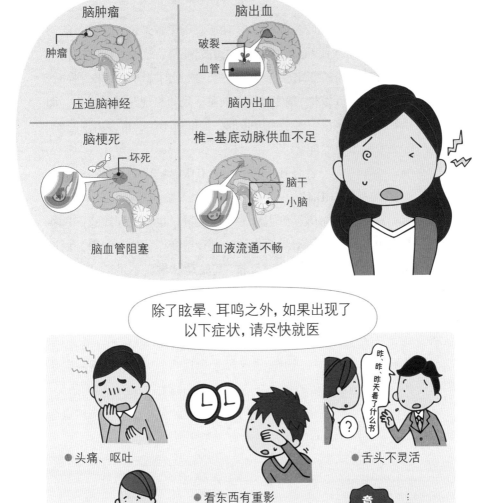

脑肿瘤
肿瘤
压迫脑神经

脑出血
破裂
血管
脑内出血

脑梗死
坏死
脑血管阻塞

椎–基底动脉供血不足
脑干
小脑
血液流通不畅

除了眩晕、耳鸣之外，如果出现了以下症状，请尽快就医

● 头痛、呕吐

● 看东西有重影

昨、昨、昨天看了什么书
?
● 舌头不灵活

● 手脚发麻，无法活动

意识
● 意识薄弱

由全身疾病引起的眩晕及耳鸣

　　全身疾病也会引起眩晕及耳鸣。对高血压患者来说，首先，能够听到耳蜗附近有血液流经血管的声音，引起耳鸣，这种耳鸣称为搏动性耳鸣。另外，血压的变化也会引起耳鸣。服用的降压药效果太强时，血压急速下降，会导致椎–基底动脉*供血不足，出现眩晕的症状。而对于血压较低的人来说，由于血压降低，脑供血不足，也会出现眩晕、猛地站起来眼前发黑等症状。

　　另外，心律不齐患者心脏输出的血液有限，脑供血不足，也会出现眩晕、猛地站起来眼前发黑的症状。

　　患有糖尿病、高血压、血脂异常等的人群，也要引起注意，这些人很容易患上动脉硬化。动脉硬化后，血管壁变厚，失去弹力，血液流通困难，最终堵塞血管。这时，椎–基底动脉供血不足、脑梗死、脑出血等脑部疾病就会引发耳鸣、眩晕。

　　贫血也是引起眩晕、耳鸣的一种原因。血液中血红蛋白不足即为贫血，会导致全身处于缺氧状态，出现眩晕和耳鸣的症状。

　　甲状腺功能减退等疾病也会引起眩晕和耳鸣。甲状腺功能减退是因为甲状腺激素不足引起的各种身体状况，出现较多的症状即为眩晕。

　　到目前为止，已经介绍了身体出现异常的眩晕及耳鸣，当然也会有身体无异常的眩晕及耳鸣，接下来为大家介绍。

用语解说　椎–基底动脉　从锁骨下动脉分出的左、右椎动脉，穿行于颈椎两侧的横突孔，向上行进入颅内，两支血管在脑内汇合，形成基底动脉，从基底动脉又发出很多粗细不等的血管。给小脑、脑干供应血液。

由全身疾病引起的眩晕、耳鸣

高血压

血液在血管流动的
声音造成耳鸣

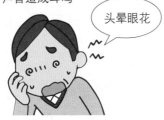

头晕眼花

低血压、心律不齐

脑供血不足造成眩晕

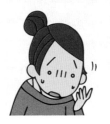

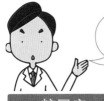

糖尿病、高血压、血脂异常使
动脉硬化恶化之后，诱发血管疾病，
导致出现眩晕、耳鸣

糖尿病	血脂异常	高血压

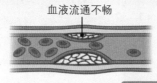

血液流通不畅

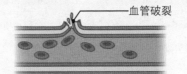

血管破裂

动脉硬化

↓

脑梗死、脑出血

↓

出现眩晕、
耳鸣

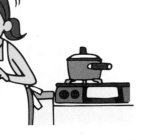

压力和精神疾病等也会成为眩晕及耳鸣的原因

心理原因也会引起眩晕及耳鸣，这种情况称为心因性眩晕。心因性眩晕分两种：将某种病因引起的眩晕的感觉放大，以及明明没有患病却因为精神压力等原因感到眩晕。前者还包括，能更加强烈地感受到由血压发生变化及扭伤颈部引起的眩晕。

患心因性眩晕后，即便接受检查，脑和耳部也不会发现任何异常，即便发现某些异常，最终感觉到的眩晕也会比预测的强烈。

明明没有引起眩晕的原因，却患上了心因性眩晕的人，会出现周围的事物在旋转、摇晃，眼前发黑等症状，且这些症状因人而异。

虽然眩晕会在一瞬间发作，但是很多情况下还是一种慢性疾病。在大多数情况下，还会同时出现耳鸣、耳塞、肩膀酸痛、失眠、心情不好、四肢无力等自主神经症状，出现这些症状的原因也有很多。不管怎么说，一定要先检查自己是否真的患有眩晕，再进行诊断。

患心因性眩晕及耳鸣后，比较棘手的是，想要改善眩晕、耳鸣的话，感受到的眩晕及耳鸣反而会给患者造成新的精神上的压力，使得病情进一步恶化，陷入恶性循环。

想要改善眩晕、耳鸣的症状，首先要改变造成精神压力和紧张的生活习惯，消除精神上的压力。

引起眩晕的原因非常多，所以眩晕的种类有很多种。接下来介绍不同种类的眩晕。

压力和精神疾病引起的眩晕、耳鸣

压力和紧张也会引起眩晕及耳鸣

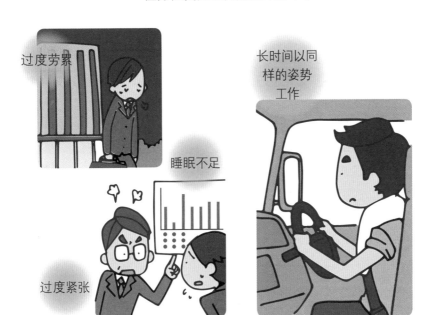

过度劳累

长时间以同样的姿势工作

睡眠不足

过度紧张

除了眩晕、耳鸣，还会出现以下症状

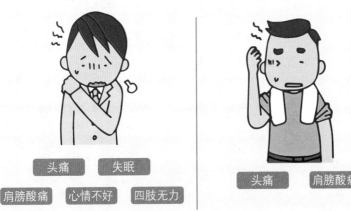

头痛　　失眠

肩膀酸痛　心情不好　四肢无力

头痛　　肩膀酸痛

检查一下自己是哪种类型的眩晕

什么时候出现的眩晕

引起眩晕症状的原因有很多种。为了能够知道自己出现眩晕的原因，非常有必要搞清楚，自己出现的是哪种类型的眩晕。

首先，回想一下自己在何时何地、做什么的时候出现了眩晕的症状。例如，翻身的时候，洗头的时候，伸手去够高处物品的时候等，出现了眩晕的症状。这些情况下出现的眩晕，称为良性阵发性位置性眩晕，是由于头部处于某个特定的位置而引起的眩晕。头部做旋转、向上向下等动作时，会出现眩晕。头部所处的这些特定位置称为眩晕头位[*]。

良性阵发性位置性眩晕发作时，剧烈头痛会持续数秒至一两分种，当头部处于能够引发眩晕的位置时，就会反复出现眩晕的症状。此症状治疗比较简单，只要能够适应眩晕的头部位置，就能减轻症状，直至痊愈。

另外，如果突然起身出现眩晕，那么有可能患有直立性低血压。这是因为脑短暂性供血不足引起的。

学龄前到青春期的孩子在站立一段时间后，血液流通不足，身体会出现各种各样的问题，影响日常生活，这种情况称为直立性调节障碍。

接下来介绍确认眩晕类型的方法。

16

用语解说　眩晕头位　头位即头部的位置。患良性阵发性位置性眩晕后，头部移动至某个特定的位置后，就会出现眩晕的症状。头部所处的这些特定位置称为眩晕头位。

什么时候出现了眩晕

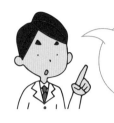

虽然在很多情况下，眩晕会
突然出现，但有时眩晕也会在特定的情况下
出现，回想一下自己在何时何地干什么的
时候出现了眩晕的症状

头部做旋转、
向上向下动作

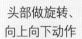
眩晕头位

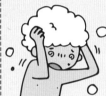

起身，洗头的
时候头部朝
下，手伸到高
处取东西的时
候出现了眩晕

良性阵发性
位置性眩晕

突然起立

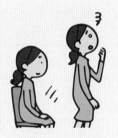

脑供血不足

直立性低血压

站立一段时间

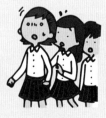

可能出现在学
龄前到青春期
的孩子身上。
在成长过程中
情况会逐渐变
好，所以不用
担心

直立性
调节障碍

出现的眩晕是不停地旋转、轻飘飘的，还是晃来晃去

下面来确认一下，你出现的是哪一种类型的眩晕吧！每个人感受到的眩晕千差万别，每个人的情况都不一样。但是，眩晕的感受大致可以有三种类型：不停地旋转，轻飘飘的，以及晃来晃去。

患者身体明明没有移动，却感觉到周围的事物在不停地旋转，即为旋转性眩晕。旋转性眩晕多为内耳异常导致的末梢性眩晕（参考第8页）。

患者感到脚底不稳，身体轻飘飘地浮在空中，从而产生一种不安的感觉，即为浮动性眩晕。出现浮动性眩晕后，患者会感到自己的身体漂浮在空中，脚步不稳，很快便无法行走。

患者觉得自己的身体在不停地摇晃，周围的事物也在晃来晃去，即为摇动性眩晕。

浮动性眩晕和摇动性眩晕统称为非旋转性眩晕，和旋转性眩晕一起为眩晕的两大类别。

除了浮动性眩晕和摇动性眩晕之外，非旋转性眩晕还包括起身时眼前发黑，失去平衡感后的走路不稳，容易跌倒的平衡失调，以及眼前突然变暗的眼前发黑等类型。

虽然在大多数情况下，旋转性眩晕的症状比较激烈，而非旋转性眩晕则比较轻缓。但是症状的轻重和病情是否严重没有关系。所以即便症状比较轻缓，也不要觉得自己没事。

接下来介绍比较危险的眩晕的特征。

检查一下自己眩晕的类型

旋转性眩晕

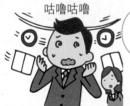

咕噜咕噜

周围的事物在不停地旋转

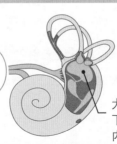

大多数情况下，是因为内耳的障碍

非旋转性眩晕

浮动性眩晕

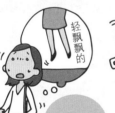

轻飘飘的

脚飘起来了

摇动性眩晕

在摇晃

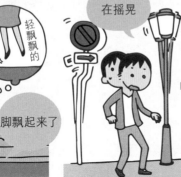

● 猛地站起来眼前发黑
● 平衡失调
● 眼前发黑

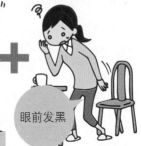

眼前发黑

虽然有眩晕的感觉，但是不严重，没事儿吧

这种想法是错的

症状的轻重程度不等于疾病的危险程度

旋转性眩晕比较严重！
非旋转性眩晕相对轻缓！

19

手脚发麻、步行障碍、意识混乱

很多眩晕是由内耳疾病引起的。可是，很多危及生命的疾病也会出现眩晕的症状。如果是由脑部疾病引发的中枢性眩晕（参见第10页），请尽早前往医院接受治疗。

在大多数情况下，中枢性眩晕，除了眩晕外，还会同时出现手脚发麻、站立不稳、行走障碍、意识薄弱或失去意识的意识障碍等症状。

各种神经在脑内集中，控制着全身的肌肉、内脏器官等。脑就是人体的"司令部"。

脑梗死、脑出血、脑肿瘤、血流不足造成椎-基底动脉供血不足等疾病会伤害脑干和小脑。而中枢性眩晕除了伤害脑干和小脑，还会通过影响其他的神经，引起这些神经症状。另外还会出现嘴唇发麻、视物模糊、看东西有重影等症状。

对于脑梗死、脑出血等脑部疾病来说，如果治疗不及时，就会危及生命，留下非常严重的后遗症。

如果在出现这些神经症状的同时还出现了眩晕，请一定要尽快到医院接受适当的治疗。在这里，希望大家注意，如果伴随这些神经症状出现的眩晕是暂时的，患者容易因为症状消失而掉以轻心。这种情况称为短暂性脑缺血发作（transient ischemic attack，TIA）[*]，可能因为脑内血流暂时出现问题引起，很有可能是脑梗死和脑出血的前兆，为了以防万一，一定要去医院检查。

用语解说　短暂性脑缺血发作（transient ischemic attack，TIA）　由于暂时性的脑部血液循环不畅，出现单侧手脚和面部发麻，丧失语言功能等症状。

眩晕可能是严重疾病的信号

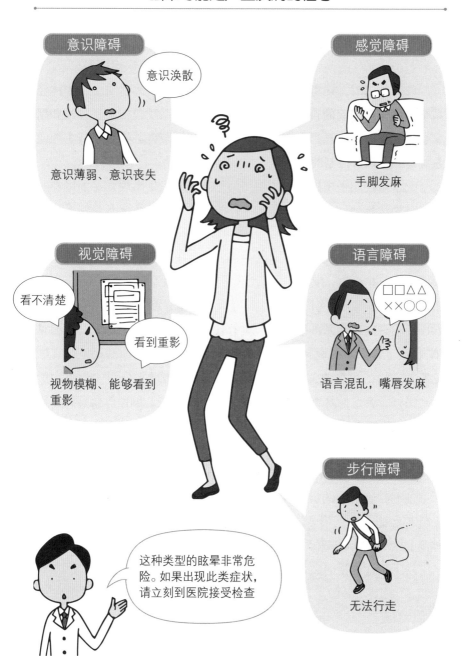

意识障碍

意识涣散

意识薄弱、意识丧失

感觉障碍

手脚发麻

视觉障碍

看不清楚

看到重影

视物模糊、能够看到重影

语言障碍

□□△△×× ○○

语言混乱，嘴唇发麻

步行障碍

无法行走

这种类型的眩晕非常危险。如果出现此类症状，请立刻到医院接受检查

眩晕时是否有恶心、呕吐的症状

眩晕的同时，还可能会出现恶心和呕吐等症状。这是由自主神经系统功能失调引起的自主神经症状。自主神经系统包括交感神经和副交感神经，两者相互平衡制约，共同控制与调节内脏器官。自主神经系统是非意识可控制的神经系统，可以自主活动。

眩晕由控制平衡感的耳蜗中的耳蜗神经和三个半规管等前庭神经系统*失调引起，而且，前庭神经系统和自主神经系统有着密不可分的关系。

前庭神经系统失调，引起眩晕后，会影响自主神经系统使其也出现问题，引起恶心、呕吐等自主神经症状，这称为前庭自主神经反应。由前庭自主神经反应引起的自主神经症状，还有冒冷汗、脸色苍白等。

在出现眩晕症状的疾病中，具有代表性的是美尼尔综合征（参见第 50 页），以及前庭神经系统受到病毒感染引发的前庭神经炎（参见第 58 页），大多数人患这两种疾病后，都会出现恶心、呕吐的症状。

另外，突发性耳聋（参见第 98 页）和内耳炎，脑血管疾病，小脑肿瘤在出现眩晕的症状时，大部分情况下会伴随恶心、呕吐的症状。

因为头部位置改变引起的旋转性眩晕，即良性发作性位置性眩晕症虽然也会引起恶心的症状，但大部分十分轻微。

前庭神经周围的组织发生肿瘤后，会引发眩晕、身体摇晃，即患上听神经瘤（参见第 64 页），这时基本不会出现恶心和呕吐等自主神经症状。

接下来详细说明眩晕出现的时间。

用语解说 前庭神经系统　分布在前庭和脑干之间，控制人体平衡。

眩晕的同时会伴随恶心和呕吐的症状

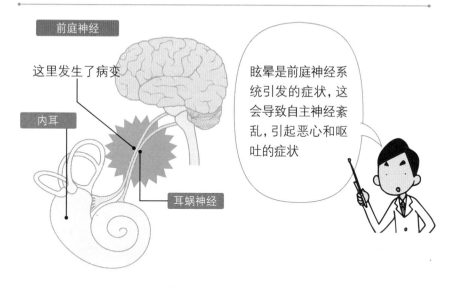

前庭神经

这里发生了病变

内耳

耳蜗神经

眩晕是前庭神经系统引发的症状，这会导致自主神经紊乱，引起恶心和呕吐的症状

症状

眩晕

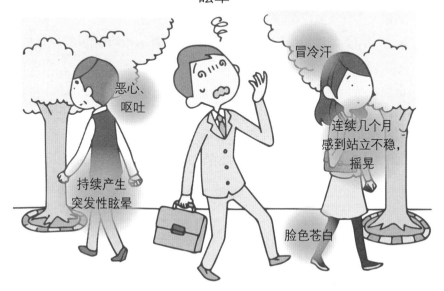

恶心、呕吐

持续产生突发性眩晕

冒冷汗

连续几个月感到站立不稳，摇晃

脸色苍白

眩晕持续了多久

病因不同，能够感受到眩晕持续的时间也不同。另外，是否为突发性眩晕，或者每次病发是否都会出现眩晕的症状，这些特征都是确诊病因的重要根据。

例如，美尼尔综合征（参见第50页）患者，会突然产生剧烈的眩晕，并且持续数分钟到数小时。大部分患者的眩晕会持续30分钟以上，且不止出现一次，而是随着反复发作，不断恶化。

改变头部位置，出现旋转性眩晕的症状，即患良性发作性位置性眩晕症后，每次的眩晕仅持续数秒到1分钟的时间，非常短。头部静止后，眩晕也会停止。而由前庭神经的炎症引发的前庭神经炎一般只出现一次眩晕，但会持续1天到1周的时间。

单侧耳朵突然丧失听力的突发性耳聋引发的眩晕与美尼尔综合征类似，会反复发作。

由压力和精神疾病引发的眩晕大多只有一瞬间或持续几秒钟，伴随手脚发麻、行走障碍、意识障碍等神经症状出现的眩晕，可能由较危险的脑血管疾病引起，和持续时间无关，一定要引起注意。即便眩晕在短时间内消失，也可能是脑梗死和脑出血的前兆，即短暂性脑缺血发作（参见第66页），所以不能置之不理。

接下来介绍伴随眩晕出现的耳鸣的相关信息。

每一种疾病引发的眩晕会持续多久呢

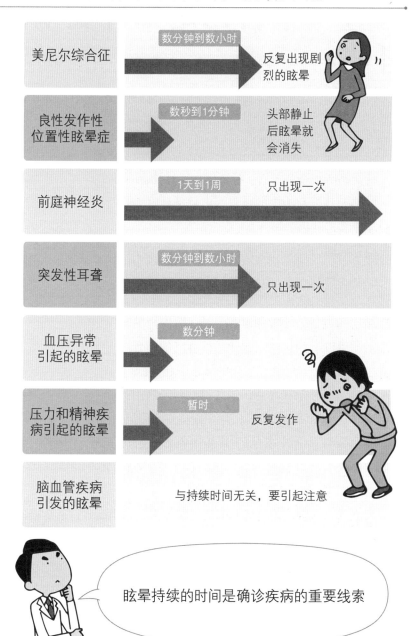

| 美尼尔综合征 | 数分钟到数小时 → | 反复出现剧烈的眩晕 |

| 良性发作性位置性眩晕症 | 数秒到1分钟 → | 头部静止后眩晕就会消失 |

| 前庭神经炎 | 1天到1周 → | 只出现一次 |

| 突发性耳聋 | 数分钟到数小时 → | 只出现一次 |

| 血压异常引起的眩晕 | 数分钟 → | |

| 压力和精神疾病引起的眩晕 | 暂时 → | 反复发作 |

| 脑血管疾病引发的眩晕 | 与持续时间无关，要引起注意 | |

眩晕持续的时间是确诊疾病的重要线索

检查一下自己是哪种类型的耳鸣

除了耳鸣是否还出现了眩晕和耳聋

　　耳朵是听声音的器官，听不仅是通过捕捉音波来获取外界的信息，还可以感知耳内和头内的声音，也就是耳鸣。耳鸣即听到让人感到不愉快和充满违和感的声音。

　　根据病因，耳鸣有各种各样的特征，分为不同的类型。

　　首先，耳鸣分为他人也能听到的他觉性耳鸣和只有自己能够听到的自觉性耳鸣。他觉性耳鸣的原因有：血液流过血管发出的血管杂音，心脏跳动的声音，呼吸的声音，喉咙肌肉舒缩时发出的杂音等。戴上听诊器，可以听到这些引起他觉性耳鸣的杂音。自觉性耳鸣是由外耳至脑之间传递声音的路径发生的异常引起的。

　　是否伴有眩晕和耳聋是知晓引发耳鸣病因的关键。如果耳鸣的同时出现了眩晕和耳聋，则可能是因为患了美尼尔综合征（参见第50页）、突发性耳聋（参见第98页）、外淋巴瘘（参见第108页）、拉姆齐·亨特综合征（参见第62页）等内耳疾病，或者听神经瘤、脑血管疾病等。

　　那么为什么会出现这些耳鸣呢？接下来介绍引起耳鸣的病因。

耳鸣从何而来

耳鸣分为两种

他觉性耳鸣（他人也能听到）

身体内部有
发音的源头

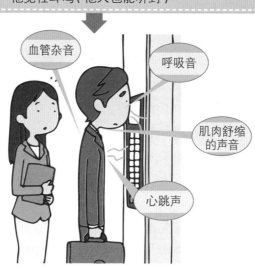

自觉性耳鸣（只有自己能够听到）

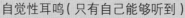

身体内部无发
音的源头

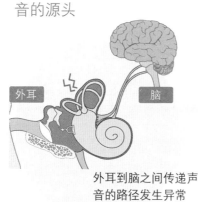

外耳到脑之间传递声
音的路径发生异常

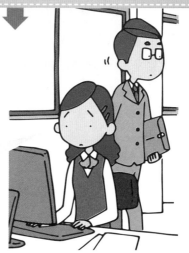

你的耳鸣是什么样的

下面我们来探寻引起耳鸣的原因。你的耳鸣何时出现、持续多长时间呢?

没有任何征兆的耳鸣称为突发性耳聋(参见第 98 页)。患外淋巴瘘(参见第 108 页)后,也会出现突发性耳鸣。在咳嗽、打喷嚏、强烈的鼻塞、排便、提重物时,耳朵内部会感觉到"砰""吧唧"的声音,这是内耳窗膜*破裂的声音。

反之,只有在意识到的时候才会出现耳鸣,且症状慢慢增强的疾病称为老年性耳聋(参见第 122 页)。老年性耳聋还有"两个耳朵都会出现,听不到较高的声音"的特征。

耳鸣强弱交替反复出现时,则可能患有美尼尔综合征(参见第 50 页)。美尼尔综合征在出现强烈耳鸣的同时会伴随剧烈的眩晕,病情在反复发作的同时,不断恶化。

如果耳鸣非常顽固或越来越严重,则有可能是听神经瘤。听神经周围的良性肿瘤还有可能引起轻度眩晕和身体摇晃的症状。

另外,活动头部时,出现"咕噜咕噜"的耳鸣,则有可能是因为外耳道有耳垢、异物、水和小虫子等造成的外耳道异物及中耳炎。

虽然已经介绍了许多能够造成耳鸣的原因和耳鸣的特征,但是去医院检查后也无法得知耳鸣原因的情况还有很多。可是,既便出现了一次轻度耳鸣,也要去医院接受检查。接下来详细介绍其中的缘由。

用语解说 内耳窗膜 是内耳和中耳的边界,剧烈的气压变化会导致内耳窗膜破裂。

出现耳鸣的方式

没有前兆突然出现

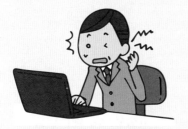

突发性耳聋

因为特定的原因引起

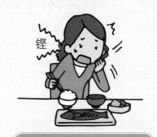

外淋巴瘘

意识到的时候开始出现

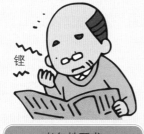

老年性耳聋

时强时弱

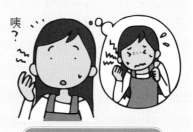

美尼尔综合征

越来越强烈

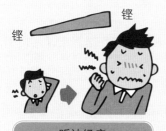

听神经瘤

头部移动时能听到"咕噜咕噜"的响声

外耳道异物、中耳炎

首先要到医院接受诊察，确认自己所患的疾病

不要忽视耳鸣，去医院检查一下

很多人即便出现了眩晕和耳鸣的症状，也会置之不理。原因之一，眩晕和耳鸣是常见的症状。

就像前面介绍的那样，很多人在乘坐电梯或交通工具时，会因为气压的变化和视觉的偏移，出现眩晕和耳鸣。即便身体十分健康，也可能会因为过度劳累、睡眠不足、压力等原因引起眩晕和耳鸣，之后会自然消除，不会对日常生活造成大的影响，很多人会觉得是因为年龄大了或者没什么大事儿，就一直忍着。

确实，很多人因为耳鸣去医院看病，检查之后也没什么病。但是，引起耳鸣的疾病可能非常严重，如果置之不理，就会非常危险。另外，如果早期发现并且积极治疗伴随眩晕、耳鸣出现的疾病，治愈的可能性非常大。

如果眩晕和耳鸣让你产生了不愉快的感觉，且对生活产生了一定的影响，即便不知道病因，努力减轻症状也是有意义的。如果出现了眩晕和耳鸣的症状，这就表示你的身体可能出现了什么问题，建议去医院接受检查。

那么，出现眩晕和耳鸣该去什么科室检查呢？接下来详细说明。

不要一个人烦恼，去医院检查一下

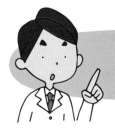

眩晕和耳鸣是身体释放的危险信号！
可能隐藏着严重的疾病

工作的压力

认为是因为
年龄大了没办法

认为马上就好了
没啥事儿

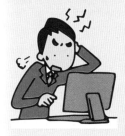 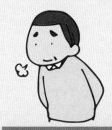 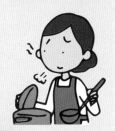

可能是身体释放的
危险信号？！

自己诊断非常危险！
去医院检查一下吧！

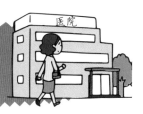

出现眩晕和耳鸣时去哪个科室接受检查

就像前面介绍的那样，引起眩晕和耳鸣的原因有很多。不只是出现病症的头部，可能和全身的器官都有联系。所以很多人在意识到自己出现眩晕和耳鸣时，不知道该去哪个科室看病，或是先去内科检查身体。但是，从患者的数量来看，造成眩晕和耳鸣的病因大多因为耳部患有疾病，所以很多时候患者去内科看病，医生也检查不出什么病因，还是建议患者去耳鼻喉科接受检查。如果不知道去什么科室的话，建议首先去有耳鼻喉科的医院。

近年来，日本很多医院开始设置眩晕门诊、神经耳科、平衡神经科等科室。可以在这类科室由具备治疗眩晕专业知识和技术的医生进行诊疗；也可以在日本眩晕平衡医学会*的主页检索相关信息并接受治疗。

只不过，如果伴随眩晕和耳鸣出现剧烈头痛、手脚发麻、行走障碍、语言障碍、嘴巴发麻、看东西有重影等自主神经症状（参见第20页），则有可能患有脑部疾病。此类疾病可能非常严重，所以应该前往神经外科、神经内科接受诊疗。另外，很多疾病必须尽早接受治疗，即便比较忙或症状暂时消失了，也不要拖延，尽快去医院诊治。

检查之后，眩晕和耳鸣如果不是由耳朵和脑的疾病引起的，就可以去内科做一个全身检查。眩晕和耳鸣者也可能患有心脏疾病，所以也要去心内科和精神压力门诊等接受检查。

第2章开始，详细介绍眩晕和耳鸣的发病机制和治疗方法。

用语解说　日本眩晕平衡医学会　该学会的宗旨是诊断引发眩晕的疾病和发展其治疗，还能认定具备专业知识和诊疗技术的医生，举办面向医生和技师的学习会。

建议首先去看耳鼻喉科

不要自己判断该去什么科室

只出现眩晕和耳鸣的症状

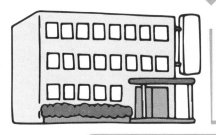

● 耳鼻喉科
眩晕门诊
神经耳科
平衡神经科

除眩晕和耳鸣之外还有其他症状……

神经外科
神经内科

 如果出现了以下症状，请尽早接受治疗

剧烈头痛

手脚发麻

语言障碍

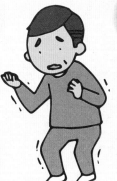

行走障碍

嘴巴发麻

看东西有
重影

33

饮酒引起的眩晕和
走路摇晃，有事吗

饮酒时或饮酒后，会感到眩晕，走路不稳，摇摇晃晃。

人体摄取酒精后，脑干和小脑的功能减退，平衡感混乱，导致出现眩晕和走路摇晃的状况。即便到了第二天，也还有这两种感觉的话，就表明身体还残留着酒精的影响，也就是处于宿醉的状态。

另外，酒精会导致血管扩张，血压下降，脑供血不足，这些也可能是导致眩晕和身体不稳的原因。

在过去，酒精被称为"百药之首"，适量饮酒具有消除压力的效果。但是，这只是在适量的前提下。如果到了出现眩晕和摇晃的程度，就表明已经饮酒过量，对身体不好。当然，每天饮酒对身体危害很大，所以要适当饮酒，每周让肝休息几天。

而且，过量饮酒会影响脑干和小脑，如果反复出现眩晕、耳鸣的话，请不要继续饮酒了。

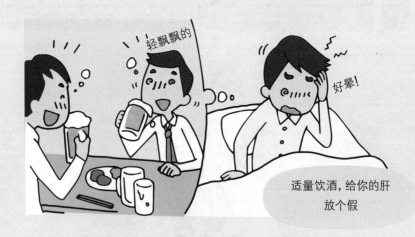

适量饮酒，给你的肝
放个假

眩晕的本质和治疗方法

很多眩晕是由耳部疾病引起的。本章将介绍眩晕是一种怎样的病症，该做什么样的检查，该如何治疗。在去医院检查和治疗之前，要做好心理准备。

为什么会出现眩晕

身体保持平衡的功能出现故障后，就会引起眩晕的症状。我们的身体在起身、单脚站立时自不必说，行走、坐着的时候，脚、腰部、颈部等处的关节和肌肉在维持平衡的同时，保持身体的姿势。脑可以集中身体各个器官传递的信息，眼传递视觉信息，从全身的肌肉和手脚收集肌肉伸展的感觉和关节的活动等感觉，另外还可以传递痛觉和触觉等知觉。然后，内耳可以传递感觉到的身体旋转和重力（内耳平衡）（参见第38页）的信息。

脑将这些复杂的信息集中起来，并且对各个器官发出施令，这些行为统称为平衡感。例如，在行走的时候，首先会通过眼观察目的地的情况，确认落地时地面高度的同时，向脚部的肌肉和关节发出指令，随后踏出步伐。同时，会通过内耳、手和脚感受移动的动作和上半身的摇晃，综合了这些信息的脑，向全身的肌肉发出指令，维持身体平衡，防止摔倒。

我们做出的每一个动作，都经过了接收、整合信息，发出指令，各运动器官配合的复杂过程。一旦这个配合过程的某处出现了问题，平衡感遭到破坏，就会引起眩晕的症状。

接下来介绍平衡感核心即内耳的结构。

眼、耳、手、脚、脑配合工作

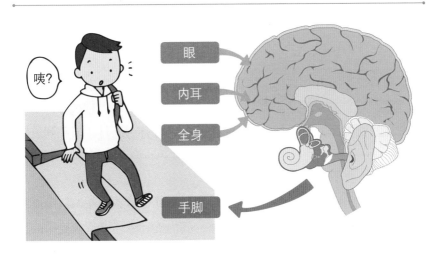

眼
内耳
全身
手脚

咦？

眼、耳、手、脚收集信息

↓

脑整合信息，且发出指令

↓

保持平衡

↑

这个过程称为平衡感

平衡感出现问题后，
就会引发眩晕的症状

平衡感的核心"内耳"

身体的平衡由眼、耳、手、脚、脑共同控制，其中发挥最重要作用的是内耳。

耳分为三部分：耳廓到外耳道之间的部分称为外耳，鼓膜到鼓室之间的部分称为中耳，最里边的是内耳。其中，内耳控制身体的平衡。下面详细了解一下内耳的结构。

内耳位于颞骨岩部骨质内，是一个结构非常复杂的空洞，因此也称为迷路。迷路的骨部分称为骨迷路，其内侧和骨迷路形状相同的膜称为膜迷路。

骨迷路和膜迷路间填充的液体为外淋巴液，膜迷路内侧填充的液体为内淋巴液。迷路中，呈螺旋状卷曲的两部分通道称为耳蜗。耳蜗可以感知声音。耳蜗及位于中耳一侧的前庭，三个半规管，统称前庭器官，控制身体平衡。位于前庭的球囊和椭圆囊属于内耳迷路的一部分，是耳石*的容器。身体活动使耳石移位，感知此过程的细胞在感知到耳石移位后，就会识别身体的偏移和重力。三个半规管分别为前半规管、后半规管和外侧半规管，可以通过内淋巴液的流动感知身体的移动。

耳蜗通过耳蜗神经与脑干相连，传递听觉。同样，前庭器官通过前庭神经与脑干相连，传递平衡感。耳蜗神经和前庭神经统称为第8对脑神经（前庭蜗神经）。

内耳接收的信息会传递给脑，那么这会对眩晕产生怎样的影响呢？接下来为大家说明。

 耳石　内耳球囊和椭圆囊中，体积较小的钙离子结晶。通过感觉耳石的运动，可以感知重力等。耳石进入三个半规管后，会引发眩晕的症状。

38

内耳是结构复杂的迷路

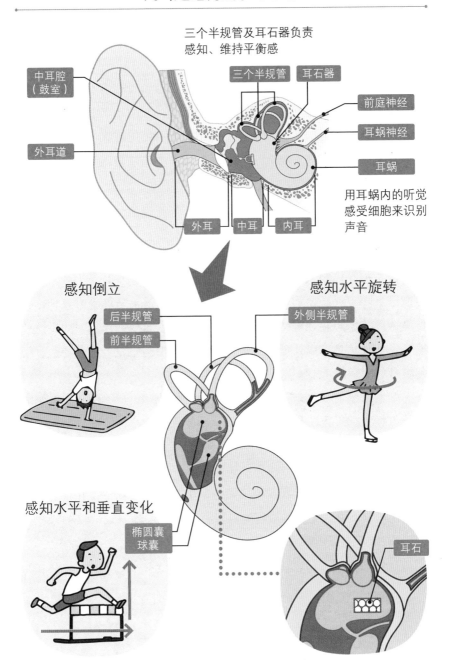

三个半规管及耳石器负责
感知、维持平衡感

中耳腔
（鼓室）

三个半规管　耳石器

前庭神经

耳蜗神经

耳蜗

外耳道

用耳蜗内的听觉
感受细胞来识别
声音

外耳　中耳　内耳

感知倒立

后半规管
前半规管

感知水平旋转

外侧半规管

感知水平和垂直变化

椭圆囊
球囊

耳石

眩晕由平衡感的功能障碍引起

　　我们常常在维持平衡的同时活动身体，这个过程中不可或缺的就是解析接收的信息、发出纠正平衡混乱的指令。例如，当身体倾斜时，眼、内耳、手、脚的肌肉等会将各自感知到身体的位置和发生倾斜，以及姿势等信息传递给脑。之后，脑做出"身体倾斜"的判断，并且发出身体各个部位该怎样应对的指令。

　　这些指令大致分为三种：第一种是命令眼球活动的指令，眼球旋转至与头部运动相反的方向，以保持视线稳定；第二种为对手和脚发出的运动指令；第三种为命令自主神经运动的指令。

　　自主神经控制人体的内脏器官。例如，人在起身时，为了防止颅内血压下降，有必要加快心脏的跳动来输出血液。虽然平时意识不到自主神经，但是它在维持平衡的过程中发挥着重要的作用。如果这些接收、处理信息，以及反应系统出现问题，平衡感就会发生混乱，引起眩晕的症状。

　　如果大脑命令眼球旋转的指令无法准确传达，就无法正常看到周围的事物。如果无法传达命令手脚运动的指令，身体无法正常活动，就会出现摇摇晃晃或摔倒的情况。

　　自主神经发生故障后，会出现恶心、心悸、冒冷汗等症状。

　　为了改善眩晕的症状，就必须知道出现问题的部位，并且解决这些问题。接下来介绍相关检查的内容。

身体维持平衡的系统

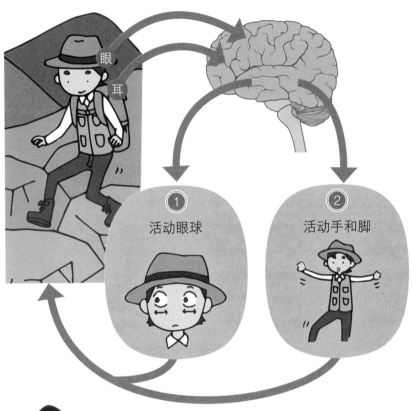

眼

耳

① 活动眼球

② 活动手和脚

平衡系统出现问题后,会造成平衡感混乱

① 向眼发出命令出现问题
● 眼球震颤等

② 向手脚发出命令出现问题
● 身体不稳、跌倒等

③ 向自主神经发出命令出现问题
● 恶心、心悸、冒冷汗等

查明眩晕病因需要做的检查

问诊时正确向医生传递自己眩晕的情况

　　为了治疗眩晕而在医院接受诊疗的过程为问诊。问诊时，为了查明这些病因在何处以及怎样引发了眩晕的症状，会进行各种各样的检查。医生会根据问诊时了解到的信息，来判断必须要做的检查。

　　问诊是选择合适的检查和促使治疗顺利进行的基础。所以，患者需要尽可能向医生正确传达自己所出现的眩晕的详细情况。然而，由于眩晕只能由患者本人感受到，所以正确向他人传递并非易事。为了能够正确传递信息，需要参考第43页的表格，将自己眩晕的症状记录下来，做好准备后再去医院接受问诊。

　　问诊时，最重要的就是传达眩晕的类别和程度，什么时候开始出现眩晕，眩晕持续的时间、次数，伴随眩晕出现的其他症状等。如果还伴随其他症状，则可能患有非常严重的疾病，所以需要准确地传达给医生。而且，在大多数情况下，治愈引发眩晕的疾病并不简单。也会出现检查一次无法发现病因，需要重复检查的情况。所以不要着急，准备开始治疗。

　　接下来介绍探寻眩晕病因需要进行的检查。首先，检查平衡功能。

向医生传递自己所出现的眩晕的信息

在问诊之前，整理一下自己的病情

1　何时何地，做什么的时候，出现了眩晕的症状

2　是什么样的眩晕（是"咕噜咕噜"转的旋转性眩晕、轻飘飘的浮动性眩晕，还是左右摇晃的摇动性眩晕）？眼前是否变得模糊？是否变暗

3　眩晕持续的时间

4　是突发性？偶尔出现？还是具有周期性

5　是否感觉到耳鸣、听力减退、耳塞

6　是否出现手脚发麻、看到重影等症状

7　是否丧失意识

8　是否出现了恶心、呕吐等自主神经症状

9　疲劳、压力和睡眠的状态等

10　现在所患的疾病和病史

11　正在服用的药物，以及过去常用的药物

12　饮酒、吸烟的状况

13　是否晕车

14　是否属于过敏体质

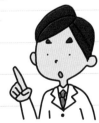

平衡功能检查

出现眩晕的症状后，身体无法站直，走路时向左右倾斜。检查时，会让患者像平时那样活动身体，即进行"身体偏移"检查，以及确认患者是否可以站直，进行平衡功能检查。

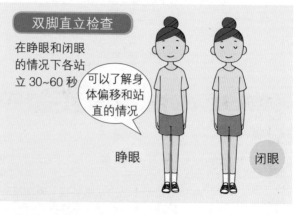

双脚直立检查

在睁眼和闭眼的情况下各站立 30~60 秒

可以了解身体偏移和站直的情况

睁眼　　闭眼

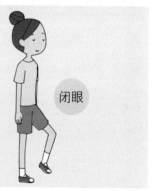

单脚直立检查

闭眼单脚站立

闭眼

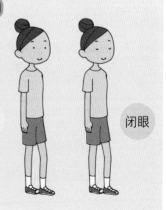

Mann 检查

在睁眼和闭眼的情况下，将一只脚的后跟放在另一只脚的脚尖前方。

睁眼　　闭眼

平衡功能检查

踏步检查

闭眼后，双臂向前抬高，在原地做 50 次（100 次）踏步

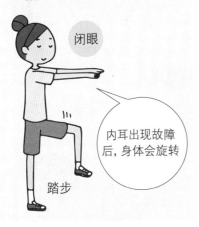

闭眼

内耳出现故障后，身体会旋转

踏步

步行检查

内耳出现故障后，会向左右倾斜

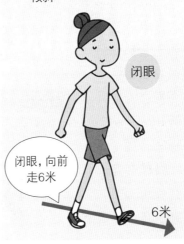

闭眼

闭眼，向前走6米

6米

重心摇动检查

在睁眼和闭眼的情况下，在重心摇动仪上各站立 1 分钟

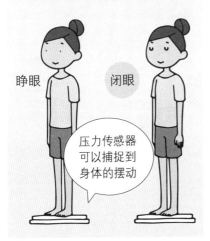

睁眼

闭眼

压力传感器可以捕捉到身体的摆动

闭眼写字检查

在睁眼的状态下写字，且在闭眼的状态下书写同样的字

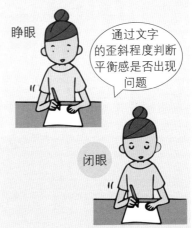

睁眼

通过文字的歪斜程度判断平衡感是否出现问题

闭眼

眼球运动检查

头部转向右侧时，眼球会通过向左转动保持视线稳定等，眼球会配合身体的运动来保持平衡。出现眩晕的症状后，眼球会自发进行反射运动，这种现象称为眼球震颤*。检查时，通过观察眼球的运动，来确认是否存在不正常的转动。

非注视性眼球震颤检查

佩戴通过凸透镜扩大眼球的Frenzel眼镜、红外线CCD相机*后，进行检查

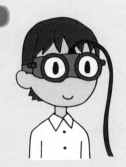

❶ 头位眼球震颤检查

在仰卧位下，向左向右转动头部，检查眼球的转动情况

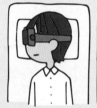

❷ 变换头位的眼球震颤检查

从坐位迅速变为仰卧位、垂下头部，以及上半身坐起来，检查眼球的转动情况

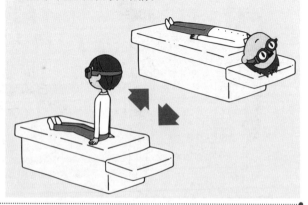

 用语解说　眼球震颤　眼球无意识地反复转动。
Frenzel眼镜、红外线CCD相机　是眼球震颤的检查工具，戴Frenzel眼镜后，可以通过厚凸透镜从外部将眼球放大，随后，使用小型CCD相机的摄影功能来观察眼球的转动情况。

注视性眼球震颤检查

在裸眼的状态下，上下左右转动眼球，检查是否出现眼球震颤

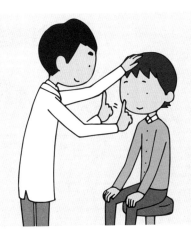

其他的眼球震颤检查

视标追踪检查

视线追随眼前的目标移动，使用眼震电图仪检查

视运动眼震检查

目光追随运动的条纹式样上下左右转动，检查是否能够捕捉运动

温度刺激检查

（冷热试验）
通过向耳内注入热水和冷水来给予刺激，检查眼球震颤的病因

旋转刺激检查

让患者旋转身体，故意引起眼球震颤和眩晕，来进行检查

眼震电图仪检查

利用眼震电图仪捕捉眼球的运动，来进行检查

引起眩晕的原因有很多。除了平衡功能检查和眼球运动检查以外，还有很多其他检查。

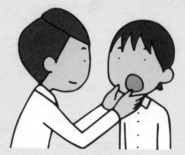

口腔内检查

如果脑神经出现异常，会出现声带麻痹、舌肌萎缩、舌活动异常等症状，所以要检查口腔内部的状况

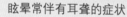

听力检查

眩晕常伴有耳聋的症状

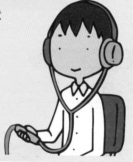

内科检查

通过测量血压、心电图检查、血液检查等确认是否患有高血压、糖尿病、心律不齐、贫血等

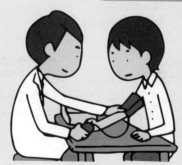

图像检查

利用CT（计算机断层扫描）、MRI（核磁共振成像）来检查是否患有脑梗死、脑出血等脑血管疾病、脑肿瘤等。使用X线检查颈部的骨骼

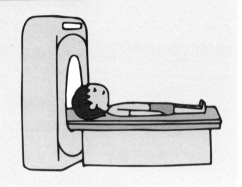

自主神经检查

进行综合检查：下面检查的同时进行性格测试和心理测试

起立试验

分别在睡卧和起身的状态下，测量血压和心跳数

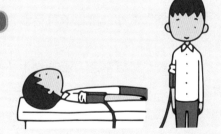

心电图检查

在安静的状态下，检查心脏跳动的情况，确认是否存在异常

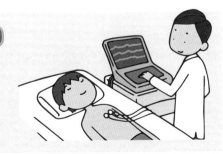

引起眩晕的耳部疾病及其治疗

突然出现旋转性眩晕的美尼尔综合征

　　没有任何征兆、突然出现剧烈的旋转性眩晕，是美尼尔综合征的特征。病症会持续数小时，同时伴随单侧耳鸣、耳聋、耳朵被塞住了一样的耳闭塞感等症状。另外，还会同时出现很多自主神经症状，例如恶心、呕吐、冒冷汗、面色苍白、心率过快等。

　　美尼尔综合征引起的眩晕的特征是，反复出现。发作的间隔不一，可能一周一次，也可能一年几次。

　　美尼尔综合征由内耳的膜迷路（参见第 38 页）积水造成。膜迷路内部内淋巴液大量积存导致耳蜗管膨胀，内淋巴积水，压迫耳蜗管与前庭阶之间的前庭膜*，导致耳聋。而且，如果前庭膜破裂，本质完全不同的内淋巴液和外淋巴液就会混合，引发剧烈的耳部疾病和眩晕症状。

　　另外，前庭器官异常还会影响自主神经，引起恶心、呕吐等自主神经症状。

　　患美尼尔综合征后，在眩晕反复发作的同时，耳聋不断加重，严重影响日常生活。耳聋初期尚有治愈的可能，但是随着眩晕的反复发作，就会变得很难恢复。所以，重要的是通过治疗，让身体保持在一个比较好的状态。

　　接下来介绍美尼尔综合征治疗的相关内容。

 前庭膜　耳蜗内部、前庭阶和耳蜗管交界处的薄膜，用来分隔内淋巴液和外淋巴液。

美尼尔综合征是这样发生的

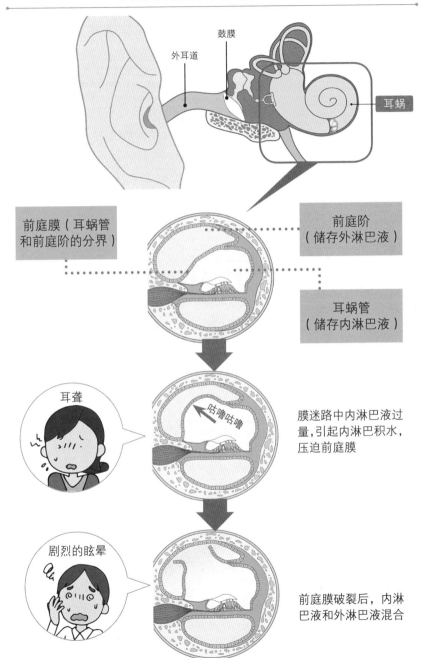

鼓膜

外耳道

耳蜗

前庭膜（耳蜗管和前庭阶的分界）

前庭阶（储存外淋巴液）

耳蜗管（储存内淋巴液）

耳聋

膜迷路中内淋巴液过量，引起内淋巴积水，压迫前庭膜

咕噜咕噜

剧烈的眩晕

前庭膜破裂后，内淋巴液和外淋巴液混合

美尼尔综合征的治疗①：药物治疗和改善生活方式

虽然美尼尔综合征会引起剧烈的眩晕和耳鸣，但并不是危及生命的疾病。发作时，首先要保持安静，等待眩晕的症状减轻。但是，患美尼尔综合征后，眩晕会反复发作，且耳鸣和耳聋的症状会不断恶化，所以应该尽早去耳鼻喉科、眩晕门诊、神经耳科等科室就诊。

治疗美尼尔综合征最基本的方法就是药物治疗。首先，为了确诊患者所患的是美尼尔综合征，会进行甘油试验[*]。这项检查会在服药前和服药 3 小时后进行听力检查，检测药物的疗效，确认患者是否患有内淋巴积水（参见第 50 页）。

确诊美尼尔综合征后，医生会根据患者的状况，开具抗眩晕药物、改善血流的药物、维生素、利尿药等。如果患者听力急速下降或听力变化较大，也会开具类固醇激素。如果患者出现剧烈的眩晕，也会开具抑制恶心和抗焦虑的药物。

在治疗美尼尔综合征的过程中，和药物治疗同样重要的就是改善生活方式。虽然我们不知道，直接导致美尼尔综合征的内淋巴积水是如何出现的，但是过度劳累和精神压力会诱发美尼尔综合征，且促使其恶化。所以，要养成适当的运动习惯，转换自己的心情，保持充足的睡眠，让身体休息，尽可能营造没有压力的生活方式。

对于美尼尔综合征来说，药物治疗和改善生活方式可以减轻约80% 的症状。但是，如果这两种治疗方法没有作用，也可以考虑手术治疗。

接下来详细说明手术治疗的相关内容。

甘油试验　服用具有利尿作用的甘油后，检测患者服用前后听觉是否不同，这是确认患者是否患有内淋巴积水的方法。

美尼尔综合征的基本治疗方法为药物治疗和改善生活方式

药物治疗

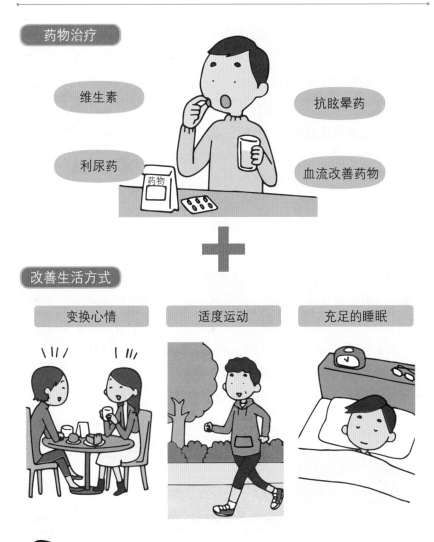

维生素

抗眩晕药

利尿药

药物

血流改善药物

改善生活方式

变换心情

适度运动

充足的睡眠

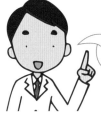

美尼尔综合征可以通过药物治疗和改善生活方式治疗，所以不要过于担心，享受生活吧

美尼尔综合征的治疗②：手术治疗

美尼尔综合征可以通过适当的药物治疗和改善生活方式来减轻病症。但是，有少数患者即便接受了治疗，每个月依旧反复出现眩晕的症状，甚至听力急速减退。这时，就需要通过手术来治疗疾病，即进行内淋巴囊切开术。

进行内淋巴囊切开术时，需要在耳后切口，将积存内淋巴液的小型囊腔——内淋巴囊切开，排出多余的内淋巴液，达到减轻眩晕的目的。这项手术可以保留内耳的各项功能，而且产生耳聋后遗症的风险较低，只不过有复发的可能。

如果病情没有改善，还可以选择对前庭功能具有破坏性质的手术，即将内耳有毒物质注入鼓室疗法及前庭神经切断术。①内耳有毒物质注入鼓室疗法，即在鼓室内注入庆大霉素等抗生素溶液，通过破坏前庭、半规管的功能，来改善眩晕的症状。此疗法会有耳聋的不良反应，所以必须和患者商讨，是否要进行这项治疗。②前庭神经切断术，即将控制平衡感的前庭神经切断，通过阻断前庭、半规管发出异常信息，使得眩晕感消失。此手术虽然保留了听到声音必需的耳蜗神经，术后患者还具备听力，但是会出现身体不稳等不良反应。进行这项手术之前，也必须和患者商讨相关事宜。

治疗美尼尔综合征的手术，需要在细嫩的耳部器官进行，可能有破坏神经等部位，造成耳聋等不良反应的风险。所以，要充分了解其他的治疗手段无法消除的症状和手术的缺点，再进行治疗。

接下来介绍良性发作性位置性眩晕症。

美尼尔综合征的手术治疗

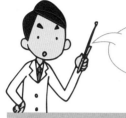

如果药物治疗和改善生活方式无法减轻病症，就可以选择手术治疗

内淋巴囊切开术

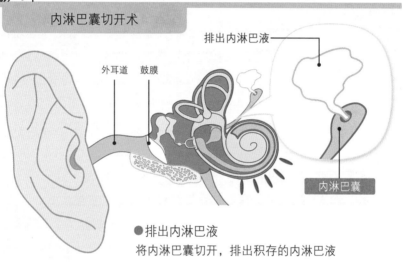

外耳道　鼓膜

排出内淋巴液

内淋巴囊

●排出内淋巴液
将内淋巴囊切开，排出积存的内淋巴液

顽固性内淋巴积水的阶段治疗

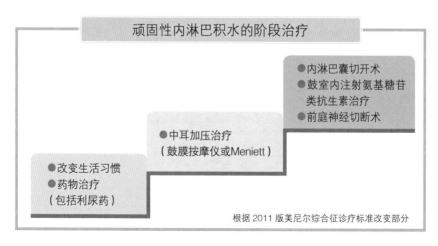

●内淋巴囊切开术
●鼓室内注射氨基糖苷类抗生素治疗
●前庭神经切断术

●中耳加压治疗
（鼓膜按摩仪或Meniett）

●改变生活习惯
●药物治疗
（包括利尿药）

根据 2011 版美尼尔综合征诊疗标准改变部分

头部位于特定位置时引起的良性发作性位置性眩晕症

翻身或弯腰系鞋带时，当头部移动到某一特定的位置时，会出现眩晕的症状，这种病症称为良性发作性位置性眩晕症。引起眩晕的头部位置，称为眩晕头位。

翻身、身体左右旋转、向上向下的时候，都可能会出现眩晕的症状，会持续数秒至 2 分钟不停的旋转性眩晕或摇动性眩晕。头部位置保持不变，眩晕会自然消除，但是一旦头部改变位置，就会再次出现眩晕的症状。虽然会出现恶心、呕吐，但不会出现耳鸣和耳聋等其他症状。

引起良性发作性位置性眩晕症的原因，目前尚不清楚，但是耳石器内剥落的耳石进入三个半规管*,附着在感知内淋巴液流动的壶腹部，过度刺激半规管壶腹内的感应纤毛，引起眩晕的症状。

在耳鼻喉科门诊中，良性发作性位置性眩晕症非常常见。虽然很多患者因为屡次发生眩晕而感到不安，但是这并不是危及生命的疾病。在很多情况下，习惯了眩晕的头部位置，眩晕就会消失，只要症状减轻，就不需要特别治疗。

如果在眩晕的同时，还出现强烈的恶心感，可以使用抑制呕吐和眩晕的药物，也可以进行平衡功能训练。

如果症状非常强烈，还可以进行 Epley 复位法，即让漂浮在三个半规管内的耳石返回耳石器的物理疗法。

用语解说　**三个半规管**　内耳内部控制平衡感觉的半圆形器官，分为前半规管、后半规管和外侧半规管。

良性发作性位置性眩晕症的治疗方法

治疗方法

Epley 复位法

将三个半规管里漂浮的耳石送回耳石器

如果右耳的后半规管内
有耳石

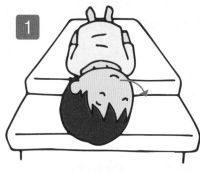

1

头部自然下垂，躺在病床上，头部
向右缓慢倾斜 45°

2

接着，头部向左倾斜 45°

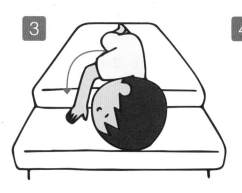
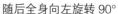

3

随后全身向左旋转 90°

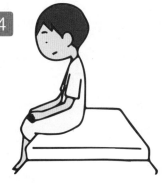

4

缓慢地起身，保持坐姿

57

伴随眩晕产生恶心和身体摇晃感觉的前庭神经炎

分布在三个半规管、椭圆囊和球囊中的神经为前庭神经。前庭神经负责向脑传递身体倾斜的相关信息，对保持平衡感发挥着重要的作用（参见第 38 页）。

前庭神经的炎症即前庭神经炎，会引起眩晕的症状。其特征是突发性剧烈眩晕，且会持续 1 天到 1 周的时间。眩晕的特点为，像是在不停的旋转。也会同时出现恶心、呕吐等自主神经症状，但一般不会出现耳聋和耳鸣等听觉症状。

虽然眩晕只会发生一次，但是神经已经受到损伤，眩晕停止后，身体不稳、头重脚轻等感觉会持续几个月的时间。

虽然造成前庭神经炎的原因还不清楚，但是前庭神经会被病毒感染。所以有大约 30% 的前庭神经炎患者在出现眩晕的症状前，会出现类似感冒的症状。

治疗时，如果出现了剧烈眩晕的症状，要在安静的状态下，使用抗眩晕的药物，抑制恶心、呕吐的药物，抗焦虑药物，以及类固醇激素。眩晕的症状消失后，还可以进行头部运动、步行训练等康复治疗。而且，最好尽快开始康复治疗。

患前庭神经炎后，可能会出现剧烈的眩晕，之后还会持续感觉到身体不稳，非常痛苦。只要进行康复治疗，病情就能得到改善，所以不要放弃，一定要耐心治疗！

前庭神经炎的发病机制和治疗方法

发病机制

前庭神经 控制平衡感的神经

前庭神经出现障碍

眩晕、恶心、呕吐

持续1天到1周的时间

耳蜗神经

耳蜗

内耳

治疗方法

出现眩晕时

保持安静

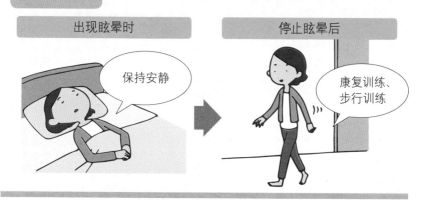

停止眩晕后

康复训练、步行训练

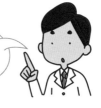

身体不稳的感觉持续的时间可能比较长，必须进行改善。不要放弃，坚持战斗吧

其他耳部疾病①：慢性中耳炎

中耳炎会导致内耳受损，引起眩晕的症状。

感冒后，中耳被病毒和细菌感染，引起炎症，即急性中耳炎。中耳通过咽鼓管与鼻腔相连，所以在鼻黏膜繁殖的病毒和细菌会通过咽鼓管进入中耳。

如果急性中耳炎治疗不彻底，就可能会引起鼓膜穿孔，反复感染，演变为慢性中耳炎。如果急性中耳炎和慢性中耳炎突然恶化，内耳就会出现炎症，引起眩晕的症状。如果皮肤组织通过鼓膜的空隙，进入中耳内部，产生胆脂瘤 *，这种类型的中耳炎称为胆脂瘤型中耳炎。

患胆脂瘤型中耳炎，中耳和内耳的骨骼会慢慢遭到破坏，听力逐渐衰退，引起眩晕的症状。进一步恶化后，还会引起面部神经麻痹和颅内病变。治疗胆脂瘤型中耳炎时，最重要的就是控制感染，注射抗生素清洁耳部，随后通过手术，去除胆脂瘤。

中耳炎多发于年龄较小的孩子，是一种比较常见的疾病。所以，很多人对于中耳炎不够重视。患中耳炎后如果不去医院接受治疗或治疗不彻底，就会引起眩晕等症状。

另外，有擤鼻涕习惯的人容易患胆脂瘤型中耳炎。

意想不到的事情也可能会引起眩晕的症状，所以一定要引起注意。

接下来介绍耳带状疱疹和迟发性内淋巴积水。

 胆脂瘤 鼓膜的一部分向内侧凹陷，剥落的鼓膜和外耳道皮肤组织大量堆积，结块形成肉芽，之后逐渐将周围的骨骼融化，不断扩散。

中耳炎的发病机制和治疗方法

发病机制

急性中耳炎

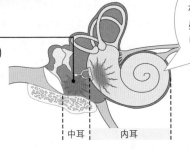

中耳有炎症
（病毒或细菌）

机体免疫力低下，感染细菌导致慢性中耳炎

中耳　内耳

慢性化脓性中耳炎

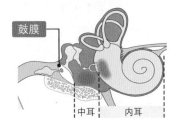

鼓膜

中耳　内耳

不会堵塞鼓膜的孔隙，反复化脓

胆脂瘤型中耳炎

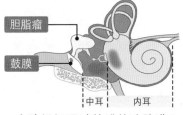

胆脂瘤

鼓膜

中耳　内耳

皮肤组织通过鼓膜的孔隙进入中耳，形成胆脂瘤，对中耳产生不良影响

治疗方法

注射抗生素

清洁耳部

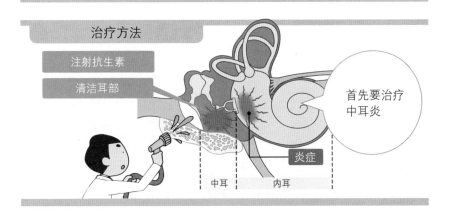

首先要治疗中耳炎

炎症

中耳　内耳

其他耳部疾病②：耳带状疱疹和迟发性内淋巴积水

过去所患的疾病在很长一段时间后，变为一种新的疾病，这种新的疾病会引起眩晕的症状，这就是耳带状疱疹和迟发性内淋巴积水。

从头痛和耳痛开始，慢慢发展为耳及其周围长水疱，出现旋转性眩晕、耳鸣、耳聋、面部麻痹，这样的病症称为拉姆齐·亨特综合征（Ramsay Hunt syndrome）*，又称耳带状疱疹。引起耳带状疱疹的原因是水痘-带状疱疹病毒（Varicella Zoster virus，VZV）。也就是说，过去患过水痘并且治愈后，水痘-带状疱疹病毒潜伏在神经节中，随后再次生长繁殖就可能会引起耳带状疱疹。治疗时需要服用抗病毒的药物、类固醇激素和抗炎镇痛药。通过治疗，耳带状疱疹引发的面神经麻痹即便减轻了，也会作为后遗症残留下来，所以要尽早治疗。

迟发性内淋巴水肿为听力极低的人出现旋转性眩晕症状的疾病。幼年时因为腮腺炎等疾病导致耳聋，几年或几十年后，开始反复出现眩晕的症状。病因是内淋巴积水，与美尼尔综合征（参见第50页）类似。治疗方法和美尼尔综合征相同，可以通过药物治疗减轻内淋巴积水。至今，迟发性内淋巴积水的发病机制仍然有很多无法解释的地方，预防也非常难。但是，对于因为腮腺炎而出现耳聋的人来说，可以定期去医院检查，平常如果出现耳鸣、眩晕、耳塞等症状，尽早去医院就诊。

用语解说｜拉姆齐·亨特综合征（Ramsay Hunt syndrome）　又称耳带状疱疹。在耳及其周围出现水疱，同时还会出现耳聋、眩晕、面神经麻痹、疼痛等症状。

拉姆齐·亨特综合征、迟发性内淋巴积水的发病机制

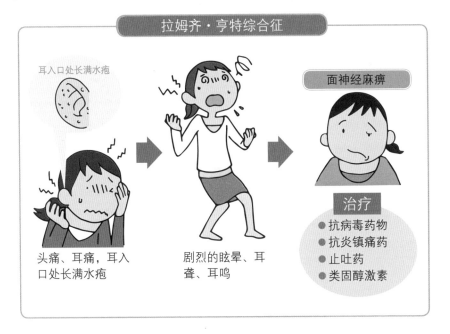

拉姆齐·亨特综合征

耳入口处长满水疱

头痛、耳痛，耳入口处长满水疱

剧烈的眩晕、耳聋、耳鸣

面神经麻痹

治疗
- 抗病毒药物
- 抗炎镇痛药
- 止吐药
- 类固醇激素

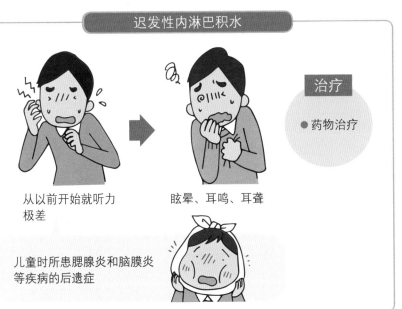

迟发性内淋巴积水

从以前开始就听力极差

眩晕、耳鸣、耳聋

儿童时所患腮腺炎和脑膜炎等疾病的后遗症

治疗
- 药物治疗

引起眩晕的脑部疾病及其治疗

随着肿瘤变大开始出现眩晕的听神经瘤

从内耳的听觉器官向脑内传递听觉的耳蜗神经，以及从前庭、半规管向脑内传递平衡感觉的前庭神经，统称为第 8 对脑神经，又称前庭蜗神经。围绕着第 8 对脑神经，像鞘一样的组织出现的良性肿瘤就是听神经瘤。

听神经瘤大多从前庭神经开始生长，几年后体积变大，之后压迫耳蜗神经、面部神经、三叉神经*（传递面部感觉至脑内）、脑干和小脑。

听神经瘤除了轻微的眩晕和身体不稳，还会出现耳聋、耳鸣等症状。肿瘤恶化到一定程度后，患者还会出现面神经麻痹、手脚无法正常活动、无法吞咽食物等症状。

听神经瘤为良性肿瘤，如果肿瘤比较小，可以定期去医院进行检查，观察肿瘤的情况。如果肿瘤较大或急速增大，可以通过手术将其摘除，尽可能减轻对耳蜗神经和面部神经的损伤。另外，也可以进行放疗定位等。放疗定位指使用有放射性的 γ 射线照射肿瘤的治疗方法。即便对于体积较小的听神经瘤，也不会损伤周围的组织，仅仅摘除听神经瘤。

接下来介绍脑血管异常引发的眩晕症状。

三叉神经　控制面部感觉和咀嚼肌的神经。从脑干分出的粗神经，在走行中分出三支，再细分后，延伸到面部和头部。

听神经瘤

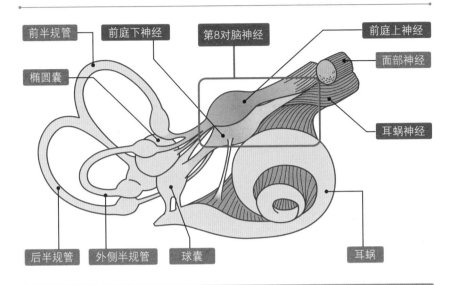

前半规管　前庭下神经　第8对脑神经　前庭上神经
椭圆囊　　　　　　　　　　　　　　　面部神经
　　　　　　　　　　　　　　　　　　耳蜗神经
后半规管　外侧半规管　球囊　　　　　耳蜗

病情发展非常缓慢，直到重症时才会有感觉（听神经瘤）

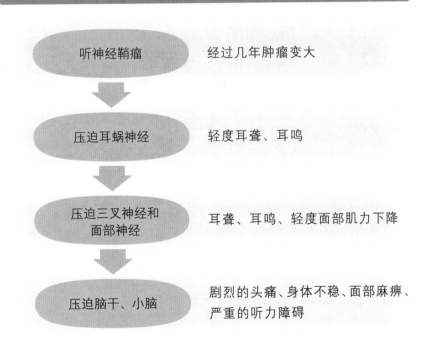

听神经鞘瘤	经过几年肿瘤变大
压迫耳蜗神经	轻度耳聋、耳鸣
压迫三叉神经和面部神经	耳聋、耳鸣、轻度面部肌力下降
压迫脑干、小脑	剧烈的头痛、身体不稳、面部麻痹、严重的听力障碍

脑血管异常引起的脑梗死和脑出血

在所有类型的眩晕中，比较容易在早期发现的就是由脑血管异常导致的脑梗死和脑出血。虽然其出现的概率较小，但是都会危及生命。

低密度脂蛋白（LDL）胆固醇[*]附着在血管壁上，使血管变窄，最终导致血流不畅、脑组织坏死，称为脑梗死。患脑梗死后，脑干和小脑供血不足，平衡功能混乱，出现像是在不停旋转一样的剧烈眩晕，以及身体不稳等症状。治疗过程中，以服用溶解血栓的药物、抗血小板药物和保护脑细胞的药物为主，也可进行手术治疗。

在脑梗死前期，可能会出现脑血管暂时变窄的短暂性脑缺血发作。短暂性脑缺血发作后，会出现眩晕和手脚发麻、单侧麻痹的症状，一般 2~10 分钟症状可以改善。但是，短暂性脑缺血发作是脑梗死引起脑中风的前兆，代表脑正处于一个危险的状态，所以一定不要忽视，尽早去医院就诊。治疗短暂性脑缺血发作时，可以服用抗凝血药物、抗血小板药物，或者进行血管扩张手术。

脑血管的动脉瘤破裂出血称为脑出血。根据出血部位和出血量的不同，会出现头痛等症状。但是，如果出血部位在脑干和小脑附近，会引起剧烈的眩晕，且大多为旋转性眩晕（患者感觉像是一直在旋转一样），当然也会出现非旋转性眩晕。

脑出血时会出现脑功能损伤，出血后导致颅内压上升，血液凝固出现血肿，最终造成更大的影响。治疗时，会用降压药来降低血压，使用抗脑水肿药物等来降低颅内压；也会进行降低颅内压的脑室引流术[*]和摘除血肿的手术。

用语解说　低密度脂蛋白（LDL）胆固醇　和低密度脂蛋白结合的胆固醇。通过血液将胆固醇搬运至各个器官。LDL 胆固醇是坏的胆固醇。
脑室引流术　由于出血或肿瘤导致颅内压升高时，在骨骼上穿孔，使用导管将脑脊液和积血排出体外，降低颅内压。

危及生命的脑梗死和脑出血

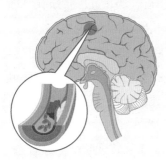

脑梗死

出现眩晕、手脚发麻、意识障碍、单侧麻痹、四肢无力的症状，即便症状减轻，也有可能是脑梗死的前兆，一定要去医院检查

剧烈的旋转性眩晕

剧烈的非旋转性眩晕

呕吐

每个月出现摔倒的现象

脑部血管阻塞，血流不畅，脑细胞坏死

可以进行药物治疗和扩张血管的手术等

脑出血

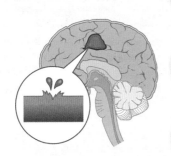

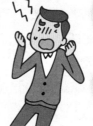

剧烈的头痛

旋转性眩晕

手脚麻痹

非旋转性眩晕

意识障碍

看东西有重影

脑部的动脉瘤破裂，导致颅内出血

降低血压和颅内压

这时一定要叫救护车

血流不畅引起的椎-基底动脉供血不足

负责将心脏输出的血液运送至脑内的血管为椎-基底动脉。椎-基底动脉从锁骨下动脉分出至脑部，为脑干及小脑提供血液。

患椎-基底动脉供血不足后，椎-基底动脉变窄，引起暂时性血流不畅。因为脑干、小脑供血不足，除眩晕外，还会引起恶心、呕吐、语言障碍、手脚肌力低下等症状。另外，还会出现眼前突然发黑、脸色苍白、看到重影等症状。

椎-基底动脉供血不足引起的眩晕大多为旋转性眩晕（患者感觉像在不停旋转一样），但是也会出现感觉轻飘飘的浮动性眩晕等非旋转性眩晕。

虽然旋转，伸长颈部时出现的症状通常会在几分钟后消失，但是如果不接受治疗，就会多次反复出现。

造成椎-基底动脉变窄的主要原因为动脉硬化。高血压、糖尿病、血脂异常 *、肥胖等生活方式疾病都有可能导致动脉硬化。

另外，外伤和人体老化导致的颈椎变形也有可能使血流不畅。

椎-基底动脉供血不足以药物治疗为主，可以服用抗血栓药、抗血小板药、改善脑循环药等。另外，如果特定的姿势和动作会引起眩晕，日常生活中可以通过避免这些姿势和动作来预防椎-基底动脉供血不足。

当然，为了改善能恶化动脉硬化的高血压、糖尿病、血脂异常、肥胖等疾病，必须注意饮食、运动和休息。

 血脂异常　血液中脂质的含量过多或过少的状态。一般自己感觉不到任何症状，动脉硬化却不断恶化，也会引发心肌梗死和脑梗死等疾病。

脑干、小脑供血不足引起的椎–基底动脉供血不足

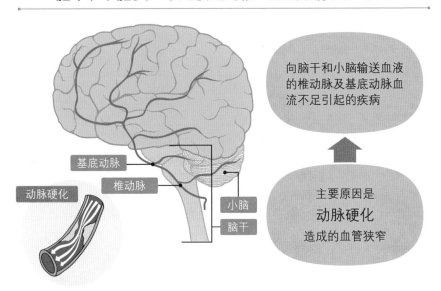

向脑干和小脑输送血液的椎动脉及基底动脉血流不足引起的疾病

主要原因是
动脉硬化
造成的血管狭窄

基底动脉
椎动脉
动脉硬化
小脑
脑干

会出现这样的症状……

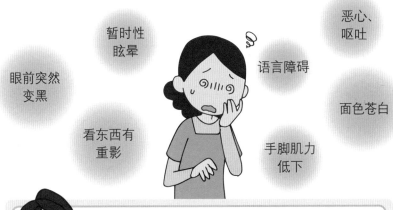

暂时性眩晕

眼前突然变黑

看东西有重影

恶心、呕吐

语言障碍

面色苍白

手脚肌力低下

为了防止动脉硬化进一步恶化，必须养成良好的生活习惯

引起眩晕的全身疾病及其治疗

高血压和低血压

到目前为止，我们介绍了由耳部、脑等器官的障碍直接导致平衡感混乱，引起眩晕的疾病。但是，眩晕也有可能是全身疾病引起的。其中高血压或低血压这类的血压异常就可以引起眩晕。

通常人体会保持一定的血压，所以血液才会顺畅地进入脑循环。如果因为某些原因导致血液出现异常，血流发生异常，就可能会出现眩晕的症状。由血压异常引起的眩晕通常为非旋转性眩晕，且持续时间相对较短。同时，也会出现耳鸣、头重脚轻、肩膀酸痛等症状。

成年人的正常血压为，收缩压（最高血压）120mmHg，舒张压（最低血压）80mmHg。如果收缩压高于140mmHg，或舒张压高于90mmHg，即为高血压（世界卫生组织标准）。

在治疗高血压的过程中，患者会服用降压药，但是如果药效太强，就会引起椎-基底动脉供血不足。另外，高血压会导致动脉硬化，进而增加患脑血管疾病的风险，成为引起眩晕的原因。

收缩压低于100mmHg，舒张压低于60mmHg，即为低血压。这时，脑供血不足，也会导致椎-基底动脉供血不足。低血压通常不给予治疗，如果低血压引发的眩晕比较严重，可以服用升压药。

高血压和低血压也会引起眩晕

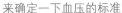
来确定一下血压的标准

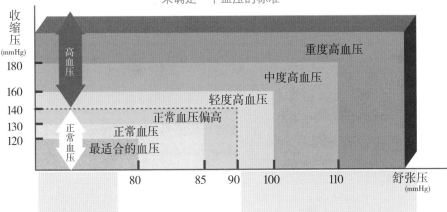

收缩压 (mmHg)

180
160
140
130
120

高血压

正常血压

重度高血压

中度高血压

轻度高血压

正常血压偏高

正常血压

最适合的血压

80   85   90   100   110   舒张压 (mmHg)

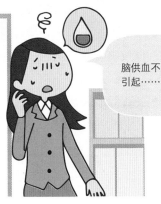

低血压

- 收缩压低于 100mmHg
  或
- 舒张压低于 60mmHg

脑供血不足也会引起……

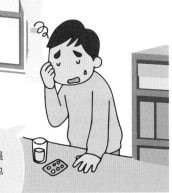

高血压

- 收缩压高于 140mmHg
  或
- 舒张压高于 90mmHg

降压药效果太强血液流动不畅也会引起……

71

糖尿病和心律不齐

糖尿病引起眩晕有 3 个原因。其一，胰岛素*作用不足，导致糖无法正常被细胞吸收，血液变为含糖量较高的高血糖状态，这种疾病被称为糖尿病。如果一直持续高血糖状态，血管特别是较细的血管就会受到损伤，导致感官神经和自主神经出现障碍，引起眩晕、身体不稳、耳鸣、耳聋等症状。其二，服用的降血糖药物药效过强，身体进入低血糖的状态后，就会出现眩晕、身体不稳、猛地站起来眼前发黑等症状。其三，患糖尿病后，一直持续的高血糖状态导致动脉硬化不断恶化，容易诱发脑血管疾病（参见第 66 页）。为了防止这种情况的出现，在进行饮食疗法、运动疗法的基础上，一定要服用治疗糖尿病的药物，以改善眩晕的症状。

糖尿病又被称为"沉默杀手"，恶化过程不易察觉，当出现能够自我感知到的症状时，大多已经进入到了非常严重的阶段。最好能在出现眩晕的症状前，就进行药物治疗，以及改变生活习惯、开始运动。

心脏跳动的速度过快或过慢于正常速度即为心律不齐。心脏每分钟跳动次数高于 100 次的话，即为快速性心律不齐；心脏每分钟跳动次数低于 50 次则为缓慢性心律不齐。患缓慢性心律不齐后，心跳速度过慢，还可能会出现暂时停止跳动的情况，导致脑供血不足，成为引起眩晕和身体不稳的原因。

治疗心律不齐时，可以服用药物或通过手术将起搏器放入体内等方式来治疗。

接下来介绍到目前为止已介绍过的疾病无法解释的眩晕的类型。

胰岛素 胰腺内的胰岛 B 细胞分泌的一种激素。它对降低血糖发挥着重要的作用，如果体内含量不足或无法正常发挥作用的话，就会诱发糖尿病。

由糖尿病和心律不齐引起的眩晕

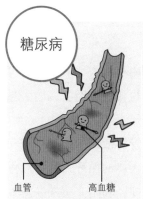

糖尿病

血管　　　　　高血糖

血糖升高后，血管受到损伤，导致自主神经和感官神经出现障碍

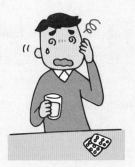

治疗糖尿病的药物药效太强，导致血糖过低

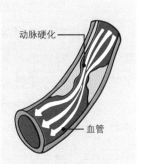

动脉硬化

血管

导致动脉硬化不断恶化，诱发脑血管疾病

心律不齐

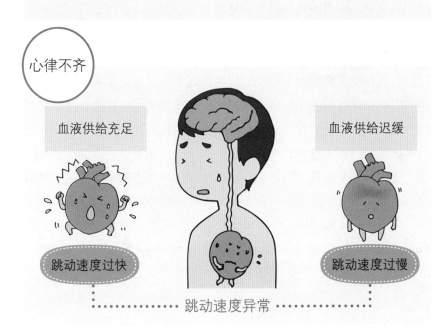

血液供给充足

血液供给迟缓

跳动速度过快

跳动速度过慢

········· 跳动速度异常 ·········

这些原因导致出现眩晕、耳鸣、耳聋的症状

自主神经失调引起的眩晕

虽然出现了眩晕等症状，但去耳鼻喉科和内科检查之后，也有可能发现不了身体的异常。这时，则有可能是因为自主神经失调而引起了眩晕和耳鸣的症状。

自主神经包括交感神经和副交感神经。让身体活跃的交感神经和让身体放松的副交感神经相互配合，共同控制人体的循环器官、消化器官、呼吸器官以及激素的分泌等。如果交感神经和副交感神经发生紊乱，即出现自主神经失调，就会引起各种各样的疾病。

虽然提起自主神经引起的眩晕，大家总有一种搞不清楚原因的感觉。但是去心理科或精神科等科室检查自主神经功能的话，可以非常清楚地知道自己是否患有自主神经失调症。同时可以通过心理测试和性格测试，确认自己是否患有抑郁症等疾病。

自主神经失调引起的眩晕，因为病因不易确定，患者往往会非常担心。而且，如果对于眩晕的忧虑转变为压力的话，就会导致自主神经紊乱进一步恶化，容易陷入恶性循环。但是，如果已经确诊出现的眩晕症状是由自主神经失调引起的，除了服用调节自主神经的药物以外，还可以接受心理疗法等治疗。另外，在日常生活中，患者不要勉强自己，保持充足的睡眠、修养身心、调节生活节奏等非常重要。

在压力较大的现代，任何人都可能出现眩晕的症状，如果出现了，就积极治疗吧！

自主神经的组成

交感神经
让全身活跃起来

抑制胃肠道的运动
（食欲降低）

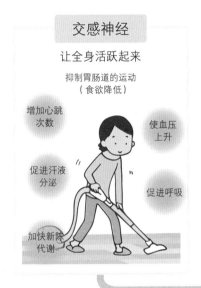

增加心跳次数

使血压上升

促进汗液分泌

促进呼吸

加快新陈代谢

副交感神经
使全身处于放松的状态

促进胃肠道的运动
（食欲增加）

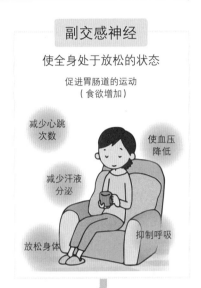

减少心跳次数

使血压降低

减少汗液分泌

抑制呼吸

放松身体

交感神经和副交感神经互相配合，
共同控制身体的功能

副交感神经

交感神经

如果两者的平衡出现紊乱

就会出现眩晕等症状

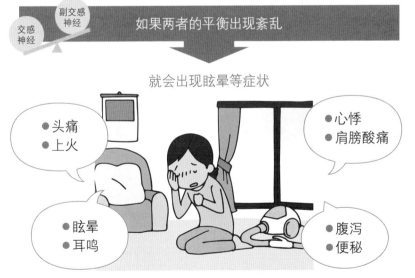

●头痛
●上火

●心悸
●肩膀酸痛

●眩晕
●耳鸣

●腹泻
●便秘

伴随更年期综合征出现的眩晕

提起更年期综合征对身体的影响，除了比较常见的脸色发红和手脚冰凉，眩晕也是其中的一种。更年期指 40 岁或 50 岁以上女性，闭经前后 5~10 年的时间。在这个时期内，女性的雌激素分泌量低下，影响自主神经，因此身体和心理就会出现一系列的更年期症状。除了眩晕之外，耳鸣、头痛、心悸、出汗、烦躁、抑郁等症状也很常见。

每个人出现更年期综合征的时间不同，有的人感觉不到任何不适应，也有的人症状非常明显，以至于无法正常生活。更年期也往往是人生变化很大的时期，例如孩子升学、独立，丈夫和自己在职场地位的变化，照顾双亲等。在双重作用下，不仅会因为体内激素紊乱身体出现各种变化，症状还可能会进一步恶化。

由更年期综合征引起的眩晕和耳鸣等症状，不需要特意治疗，当症状出现的时候，不要勉强自己，保持安静就好。但是，如果症状过于强烈，就可以在医生的建议下，通过激素补充疗法*、服用调节自主神经的药物、服用中药、心理疗法、心理咨询等方法来减轻症状。

通常，更年期过了之后，更年期综合征就会消失，但是有些人痛苦的症状不会消失。如果发生这种情况，不要自己忍耐，应该去咨询一下医生。

接下来介绍引起眩晕的心理疾病及其治疗。

 激素补充疗法　为了改善闭经期前后出现的更年期综合征，通过药物来补充体内不足的雌激素。

女性体内雌激素的变化引起的眩晕

更年期综合征 | 女性闭经前后出现的身体不适

眩晕、头痛

耳鸣

恶心、呕吐

脸色发红

冒汗

手脚冰凉

心悸

抑郁

烦躁

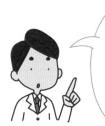

虽然更年期综合征由女性体内雌激素分泌低下导致，但是，子女的独立，丈夫和自己在职场地位的变化，照顾双亲等产生的压力，也会产生影响。更年期过了之后，症状一般会自然消失

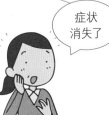

症状消失了

难受的时候……

- 调节自主神经的药物
- 心理咨询
- 激素补充疗法
- 中药
- 心理疗法

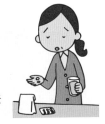

引起眩晕的心理疾病及其治疗

虽然出现了眩晕和耳鸣的症状，但在耳鼻喉科、神经外科、神经内科等科室反复检查也没有发现任何疾病的情况时有发生。事实上，即便耳、脑或全身没有任何疾病，也会因为强烈的紧张感和精神上的压力等原因引起眩晕和耳鸣的症状。这种类型的眩晕和耳鸣被称为心理原因引起的眩晕和耳鸣。另外，抑郁症和精神障碍也有可能引起眩晕和耳鸣。具体症状为，像是一直在不停旋转的旋转性眩晕，像是在左右摇晃的摇动性眩晕，以及感觉到眼前突然变暗、失去平衡感等。

能够感受到的眩晕有很多种。除了耳鸣以外，还会感到耳朵堵塞、头重脚轻、肩膀僵硬、失眠、高兴不起来、乏力等自主神经失调引起的症状以及不定期的自我诉苦。引起这些症状的原因有很多，过度劳累和失眠导致的生活节奏混乱，无法继续保持稳定的工作带来的高度紧张感，女性的月经期前和更年期也会有一定的影响。

如果在耳鼻喉科和内科检查不到身体的异常的话，请和医生商讨后，去精神科和心理科就诊。治疗时，可以通过面诊和心理测试来寻找眩晕和耳鸣的诱因，消除紧张和压力的根源，同时改变生活习惯、整顿生活环境也很重要。

到目前为止，已经为大家介绍了眩晕的相关内容，从第3章开始介绍与眩晕有密切关系的耳鸣。

心理原因导致的眩晕

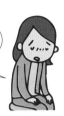

因为眩晕和耳鸣
我很痛苦……

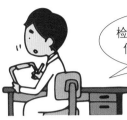

检查后也没发现
什么异常……

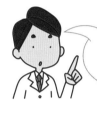

即便检查也发现不了病因的眩晕
可能是由抑郁症和精神障碍等心理问题引起的，
建议去精神科和心理科就诊

| 生活节奏混乱 | 高度紧张状态 | 更年期综合征 |

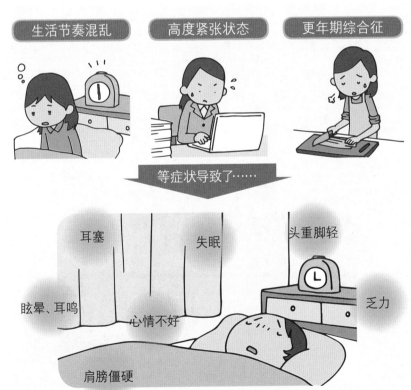

等症状导致了……

耳塞
失眠
头重脚轻
眩晕、耳鸣
心情不好
乏力
肩膀僵硬

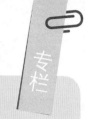

专栏

眩晕、耳鸣和咖啡因的关系

有眩晕、耳鸣症状的人，有一点需要注意，即不要过度摄取咖啡因。

咖啡因会对眩晕和耳鸣产生不利的影响。咖啡因有让人兴奋的作用和利尿作用。特别是其令人亢奋的作用，会产生驱除睡意、让人打起精神、消除疲倦等效果，这也是大家喜欢早餐时喝咖啡的原因。

然而，咖啡因除了可以兴奋神经，还可以收缩血管，导致眩晕和耳鸣恶化。对于健康的人来说，喝咖啡没什么问题，但是对于有眩晕和耳鸣的人来说，喝咖啡会让病症恶化。

很多眩晕和耳鸣的患者日常生活中会经常喝咖啡、绿茶及红茶。另外，有些功能饮料中也含有大量的咖啡因，需要特别注意。

除了咖啡因之外，粗茶、乌龙茶、可可、可乐等碳酸饮料，营养饮品等饮品内也含有大量的咖啡因，有眩晕、耳鸣症状的人千万不要喝太多！

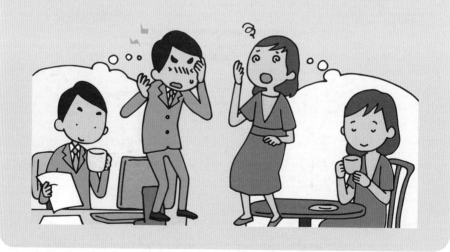

80

 功能饮料 含有咖啡因、氨基酸、维生素等成分的比较受欢迎的饮料。很多属于甜的碳酸饮料，即清凉饮料。

第 3 章

耳鸣的本质和
治疗方法

为什么会出现耳鸣的症状？本章将为大家介绍耳鸣的发病机制、诊断、检查方法、治疗方法等，可以为减轻耳鸣的症状、提高生活质量发挥重要作用。

为什么会出现耳鸣

当听到"咣""嗡""咔"等刺耳的声音就是耳鸣。为了理解耳鸣出现的原理，我们先来了解一下，耳是如何听到声音的。我们能够分辨人的声音，风声，音乐等各种各样的声音。虽然每一种声音的高低、音量大小不同，但本质都是空气的震动。人体最先捕捉到空气震动的是耳廓，也就是在我们脸颊两侧，被称为耳朵的部位。

耳廓发挥着广泛收集空气震动的作用。耳廓收集到空气震动通过外耳道，使外耳道与中耳道的分界即鼓膜发生震动。外耳道通过像小号一样发生震动，来放大特定音域的震动。在鼓膜深处，叫作鼓室的扁平腔隙中，有体积较小的骨头叫作听骨（又称听小骨）。听骨由锤骨、砧骨、镫骨构成。大面积的鼓膜震动源，依次传至镫骨较小的底部时，震动幅度会变小，利用杠杆原理震动可以增加约30分贝。另外，因为锤骨、砧骨附有肌肉，可以调节震动的传递量，不传递多余的震动，即较大的声音，发挥着保护内耳的作用。耳廓到鼓膜之间是外耳，鼓膜到镫骨底部之间的部位为中耳。到目前为止，我们知道声音通过震动传递，进入内耳后，作为声音被感知到。

接下来详细介绍内耳中感知声音的结构。

耳的结构①：空气的震动至中耳

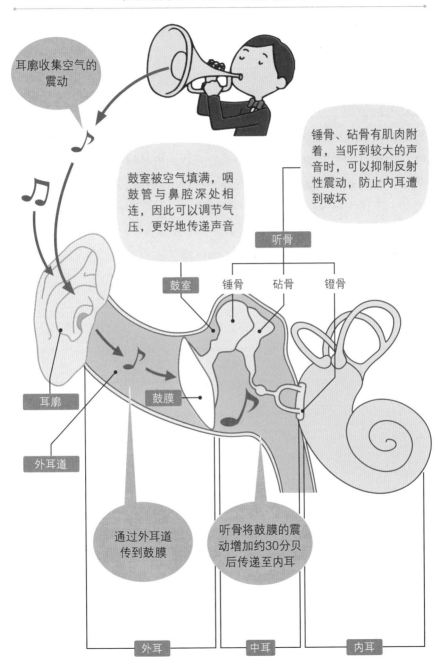

耳廓收集空气的震动

鼓室被空气填满，咽鼓管与鼻腔深处相连，因此可以调节气压，更好地传递声音

锤骨、砧骨有肌肉附着，当听到较大的声音时，可以抑制反射性震动，防止内耳遭到破坏

听骨

鼓室　　锤骨　　砧骨　　镫骨

耳廓

鼓膜

外耳道

通过外耳道传到鼓膜

听骨将鼓膜的震动增加约30分贝后传递至内耳

外耳　　中耳　　内耳

空气震动在内耳被转化为电信号

　　由耳廓收集，并经过外耳、中耳传递的空气震动，在内耳转化为电信号后传递至脑，作为声音被识别出来。下面来详细了解一下内耳感知声音的机制。

　　由中耳的听骨传递而来的震动会先进入内耳的耳蜗。耳蜗和它的名字一样，是一种蜗牛形状的组织。耳蜗由薄膜分为两层，上段为前庭阶，下段为鼓室阶，之间由耳蜗管相连。前庭阶及鼓室阶被外淋巴液填满，耳蜗管内被内淋巴液填满。

　　震动由镫骨传递至前庭阶的外淋巴液后，朝着耳蜗顶部的方向前进，这时根据声音的高低，耳蜗特定的部位发生强烈的震动，我们就会感知到声音。

　　感知声音的部位为耳蜗管底部的螺旋器（柯蒂器）。耳蜗管上部为较薄的前庭膜，下半部分为比较坚固的底膜。位于底膜之上的柯蒂器中有可以感知声音的毛细胞，将摆动转变为电信号后，可以通过耳蜗神经传递至脑。电信号经过脑的处理，就会作为声音被感知到。在传递声音的路径中，从外耳到中耳之间，传递空气震动的路径称为传音系统。能够将震动作为声音感知的内耳、听神经和脑被称为感音系统。

　　这些路径中，如果某处出现了问题，那么就会引起耳鸣或耳聋。

　　另外，还有一条传递声音的路径，那就是从外耳进入耳朵的空气震动，从侧头骨传递至耳蜗，即骨传导*。虽然我们听到的大部分声音都是经由听骨增大后传递至脑的气传导*，但是耳聋有三种类型：气传导功能低下的传音性耳聋，骨传导能力低下的感音性耳聋，以及气传导和骨传导能力都低下的混合型耳聋。

 用语解说　气传导、骨传导　从外耳道传入声音的方式。气传导为经由鼓膜、听骨的路径，主要传递空气震动；骨传导为经由侧头骨向内耳传递震动的传导方式。

耳的结构②：通过内耳感知声音

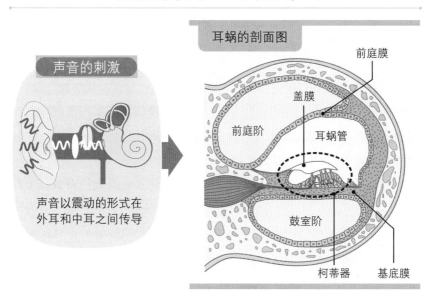

声音的刺激

声音以震动的形式在外耳和中耳之间传导

耳蜗的剖面图

前庭膜

盖膜

前庭阶

耳蜗管

鼓室阶

柯蒂器

基底膜

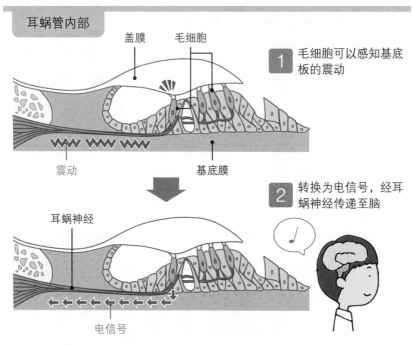

耳蜗管内部

盖膜　毛细胞

震动　　　基底膜

1 毛细胞可以感知基底板的震动

耳蜗神经

电信号

2 转换为电信号，经耳蜗神经传递至脑

内耳障碍导致耳鸣的发生

外耳到中耳之间传递空气震动的传音系统，与内耳到听神经和脑，能够将震动转化为声音的感音系统之中，不管哪一个系统出现障碍，都会引起耳鸣。其中，大部分为内耳障碍引起的耳鸣。接下来详细说明，当耳鸣出现的时候，内耳内部发生了什么。

耳朵内部感知声音的部位为内耳中耳蜗管基底膜上的柯蒂器（参见第84页）。柯蒂器内有一种叫作毛细胞的感觉受体细胞，毛细胞的纤毛可以将摆动转化为电信号。这种毛细胞出现障碍后，就会向脑传递错误的信号，从而引发耳鸣的症状。如果把毛细胞想象为风琴的键盘，就容易理解了。在通常情况下，按动键盘就可以传递电信号，脑就能感知到有响声。但是当键盘坏掉，无法恢复原状时，脑就会持续感觉到有声音在响，也就是我们所说的耳鸣。虽然很多患者在耳鸣的同时还会出现耳聋，但是这种类型的耳聋并不是由耳鸣引起的。之所以出现这种错觉，是因为在很多情况下，导致耳聋的病因也会引发耳鸣。所以，改善耳聋的同时，耳鸣也可以得到改善。除了内耳障碍，因为听神经的存在，当脑因为压力或抑郁产生疲劳时，听觉系统出现障碍，导致耳鸣症状的产生。

接下来介绍和耳鸣同时出现的耳聋。

由内耳障碍引起的耳鸣

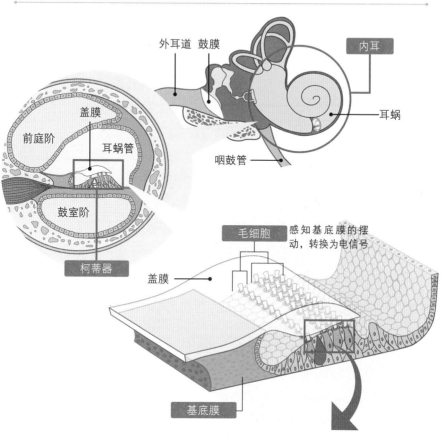

外耳道 鼓膜

内耳

耳蜗

咽鼓管

盖膜

前庭阶

耳蜗管

鼓室阶

柯蒂器

毛细胞

感知基底膜的摆动，转换为电信号

盖膜

基底膜

柯蒂器中的毛细胞可以感知声音

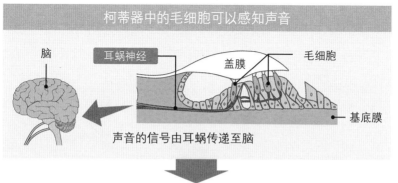

脑

耳蜗神经

盖膜

毛细胞

基底膜

声音的信号由耳蜗传递至脑

如果这里发生故障，就会出现耳鸣的症状

耳鸣多伴有耳聋

很多有耳鸣症状的人，经常会出现耳聋。耳聋即为不同程度的听力减退。即便患有耳鸣的患者自己没有察觉，但如果进行听力检查的话，有 70%~80% 的患者会出现耳聋的症状。

为什么耳鸣常会和耳聋一起出现呢？这是因为耳鸣出现的机制和耳聋存在联系。导致耳聋的原因有很多，按照出现障碍的部位来分，大致可以分为两种，传音性耳聋和感音性耳聋。

外耳到中耳之间，传递声音震动的传音系统（参见第 84 页）如果出现障碍的话，就会导致传音性耳聋。中耳炎以及外耳道堆积耳垢、被异物阻塞都会造成耳聋。如果出现"咔嚓咔嚓""咕咚咕咚"等类型的耳鸣的话，很有可能为传音性耳聋。患传音性耳聋后，治疗中耳炎等病因，可以改善耳聋的症状。

感音性耳聋是由内耳和听神经、脑组成的感知声音的感音系统（参见第 84 页）出现障碍引起的。

传音性耳聋和感音性耳聋的不同之处在于，传音性耳聋是由气传导导致的听力低下，而感音性耳聋则是由气传导和骨传导两种障碍导致的听力低下。

很多患感音性耳聋的人是因为内耳的感觉细胞出现了障碍，较难改善。另外，比起传音性耳聋，感音性耳聋患者耳鸣和耳聋病发的概率较高，由此推测内耳细胞故障与耳鸣有较大的关系。

接下来介绍耳鸣的种类。

传音性耳聋和感音性耳聋、耳鸣

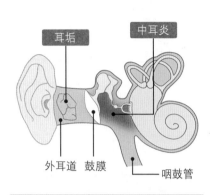

耳垢

中耳炎

外耳道 鼓膜

咽鼓管

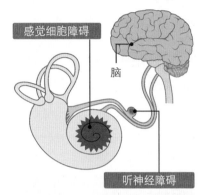

感觉细胞障碍

脑

听神经障碍

传音性耳聋

原因有很多

容易治愈

耳垢、
中耳炎等

治疗病因，症状能
得到改善

感音性耳聋

未知病因较多

很难治愈

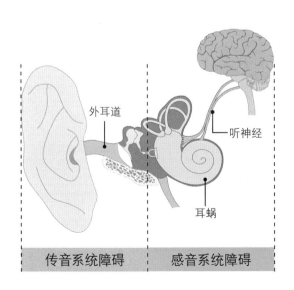

外耳道

听神经

耳蜗

传音系统障碍

感音系统障碍

89

仅靠声音的强弱和种类无法识别耳鸣的病因

　　根据听到声音的不同，耳鸣可以分为 4 种：类似于"咔""噼"等金属音和电子音，声音较高的高音性耳鸣；"咣""砰"等低音性耳鸣；"噗""铃"等只有一种声音的单音性耳鸣；另外还有"咋、咋""啾~"等多种声音混合的杂音性耳鸣。只不过单凭这些耳鸣的种类，无法断定具体的病症。

　　仅靠耳鸣的声音无法识别出造成耳鸣的感觉细胞，病因和声音的种类并没有什么具体的关系。而且，就算是耳鸣的声音比较大，也并不一定表示所患的疾病比较严重、比较危险。因为耳鸣只有患者本人能够感受到，所以耳鸣的强度和不愉快的感觉存在个体差异。

　　而且，造成耳鸣的原因除了耳朵本身的问题，还有听神经、脑、全身疾病等问题，但是出现耳鸣的人有一半以上找不到病因。这时如果内耳出现了障碍，那么就会患内耳性耳聋，其他情况则为无耳聋性耳鸣[*]。这是因为感音系统神经异常兴奋和心理原因造成。

　　也有的患者虽然能非常清楚地感受到病症，但是因为无法查明病因，所以对治疗产生了焦虑的感觉。但是即便不知道耳鸣的病因，也可以通过治疗来减轻症状。非常重要的就是，确认你患的耳鸣是否隐藏了危险的疾病。医院面诊时，在确认能够自我意识到的症状的基础上，还要通过各种各样的检查来寻找耳鸣的原因，并且进行相应的治疗。

　　接下来介绍耳鸣的检查过程。

 用语解说　无耳聋性耳鸣　出现耳鸣的患者，本人和听力检查都没有出现耳聋的情况。只需要治疗耳鸣即可。

耳鸣分为 4 种类型

低音性耳鸣
耳朵像是被堵塞了一样的低音

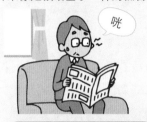

高音性耳鸣
类似于金属音和电子音一样的高音

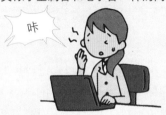

杂音性耳鸣
像是很多种声音混合在一起

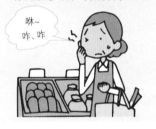

单音性耳鸣
只有一种声音

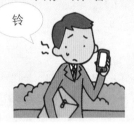

在很多情况下耳鸣并没有特定的病因

耳鸣声音较大=症状较重

耳鸣声音的强弱和种类=病因

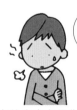

症状这么明显,但是找不到病因

有的患者变得焦虑,不再信任医生和治疗

一半以上的耳鸣,并没有特定的病因!

通过检查,查明自己所患的耳鸣是否隐藏了危险的疾病,而且不要过于焦虑

查明耳鸣病因需要做的检查

　　虽然前面提到过，耳鸣的种类与病因没有关系，但是就诊时医生询问的"你出现了怎样的耳鸣"，对于诊断病因、治疗耳鸣来说，是非常重要的。根据耳鸣对日常生活造成的影响，治疗方向是不同的。在治疗之前，首先要进行问诊，应该尽可能正确地向医生表达自己所患耳鸣的种类。

　　首先，必须回答的问题是"什么时候开始耳鸣""哪只耳朵出现耳鸣""能听到多大声音的耳鸣"。因为耳鸣只有患者本人能够听到，所以表达出耳鸣的种类和强度非常难。特别是，如果只是"咔""叽"等声音的话，非常容易表达，但如果耳鸣的声音是由多种声音混合在一起的话，可能就不知道该怎么表达了。这时，就可以表达为"就像汽车引擎的声音在大脑里反复出现""咣，咣"等。虽说没有必要强调耳鸣声音的大小，但是要把自己的感受如实传递给医生。

　　工作和睡眠等日常生活也是这样，出现问题就不要忍耐，非常有必要如实传递出来。医生也会询问既往病史[*]等，所以要提前做好准备。

　　问诊时从患者口中得到的信息比较主观。需要通过对耳部功能的检查和听力检查，以及各种各样的全身检查来让医生获得比较客观的信息，以此来寻找病因。接下来详细说明。

用语解说　既往病史　以前患的疾病或受过的外伤，在就诊时已经痊愈。既往病史对于诊断来说非常重要，需要准确地传达给医生。

问诊前整理一下自己耳鸣的情况

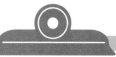

- [ ] ❶ 什么时候开始出现耳鸣（慢慢地出现还是几天前突然出现）

- [ ] ❷ 现在出现的耳鸣持续了多久（是暂时出现还是持续出现）

- [ ] ❸ 哪只耳朵出现了耳鸣（右耳、左耳还是两只耳朵，以及在大脑里响等）

- [ ] ❹ 是怎样的声音（咔、叽、嚓、咋咋等）

- [ ] ❺ 耳鸣的程度（非常小、小、大、无法忍受）

- [ ] ❻ 耳鸣的特征（偶尔出现、持续耳鸣、大小高低有规律可循、一定会出现等）

- [ ] ❼ ❻中出现的耳鸣发生了变化，是什么时候呢

- [ ] ❽ 耳鸣对工作和生活有影响吗（工作、睡眠等）

- [ ] ❾ 除了耳鸣以外，是否还会出现耳聋、耳朵堵塞、眩晕等症状

- [ ] ❿ 最近生活是否出现变化（如工作繁忙、压力、睡眠不足等）

- [ ] ⓫ 现在所患的疾病和既往病史

- [ ] ⓬ 现在或者过去是否有常用的药物

- [ ] ⓭ 是否过敏

- [ ] ⓮ 饮酒、吸烟的情况

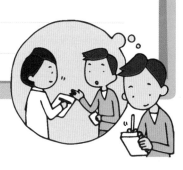

93

耳部功能的检查

耳部功能的检查包括一般的耳鼻科检查和听力检查等。如果耳鸣是由外耳和中耳的原因造成的，可以通过这些检查找出病因。

一般的耳鼻科检查

利用耳镜来检查外耳道是否被耳垢或异物堵塞，是否患有炎症，以及鼓膜的状态等。同样也会检查鼻和喉部的状态，确认是否有炎症

咽鼓管功能检查

检查中耳和鼻咽腔之间的管道——咽鼓管的功能。咽鼓管的主要作用是调节鼓室中的压力，另外还有引流的作用，把鼓室中的分泌物排出

从鼻发出声音

● 吞咽唾液时能够听到声音 = 正常
● 经常能听到声音 = 咽鼓管开放症
● 无法听到声音 = 咽鼓管堵塞症（参见第 120 页）

鼓室图检查

检查鼓膜的震动是否正常。将测量仪器的最前端塞入外耳道，使其中的气压发生变化，通过鼓膜的声音反射，形成鼓室导抗图＊，进行分析。如果患有鼓室硬化症和渗出性中耳炎，鼓膜震动就会非常困难

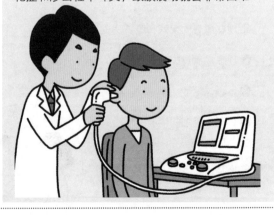

 用语解说 鼓室导抗图　鼓室图检查的结果图表，纵轴为鼓膜的震动难易程度，横轴为外耳道的气压。

检查是否有耳聋

使用听度计进行纯音听力测试时，通过耳机内不同频率的声音，来确认可以听到声音的大小，测试听力。通过测量气传导听力和骨传导听力，来分辨是传音性耳聋还是感音性耳聋。

纯音听力测试（听阈图）

气传导听力检查

佩戴气传导耳机后，打开声音

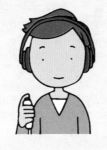

骨传导听力检查

骨传导耳机可以将声音转化为震动传给耳后方的骨骼，听到声音

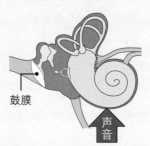

鼓膜

声音

声音的传递方法有通过空气传导的气传导和通过骨骼传导的骨传导。检查时，佩戴耳机来听声音的气传导检查和直接在耳后方的骨骼给予震动的骨传导检查，这两种检查都要进行，通过两种检查的结果，来判断耳聋的种类

气传导和骨传导 传递声音的路径不同

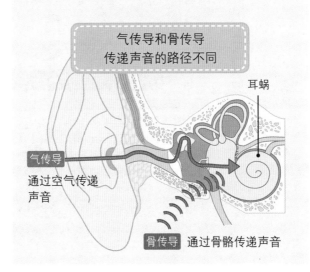

耳蜗

气传导
通过空气传递声音

骨传导 通过骨骼传递声音

检查耳鸣的程度和性质

虽然耳鸣只有患者本人能够听到，但是可以进行客观的检查。让患者听特定的声音，通过对比这些声音是否和耳鸣的声音相近，来客观评价患者耳鸣的情况。

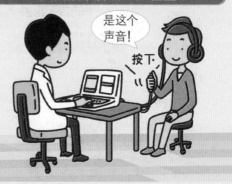

固定频率音调匹配检查

是这个声音！

按下

使用可以调节声音频率和强度的听度计，让出现耳鸣的耳朵听一些声音，来确定耳鸣声音的高度。听11阶段频率的声音后，选择相近的声音

连续频率音调匹配检查

从固定频率音调匹配*检查中得到的结果，来进一步详细检查耳鸣的强度。连续变换声音的频率，找出最接近的声音的频率

响度平衡检查

耳鸣声音大小的检查。在连续频率检查得出的声音频率基础上，稍微提高音量，选定和耳鸣声音相同的声音频率

就是这个音量！

大

小

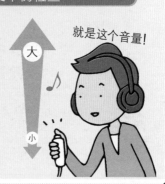

用语解说　音调匹配　检查耳鸣的仪器和听度计一起使用，选出相似高度的声音，客观地检查耳鸣的情况。

检查耳各部位是否出现障碍

　　根据需要，可以通过 X 线检查、CT 检查、MRI 检查等来确定耳的各个部位是否出现故障。如果这些检查可以查明病因，就可以通过治疗来改善耳鸣的症状。

耳部 X 线检查

X 线可以检查表面无法看到的深层部位

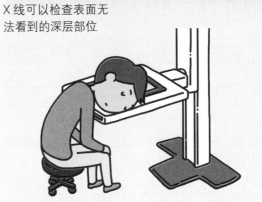

CT 检查（计算机断层扫描）

头部照射 X 线后，可以得到脑的截面图。CT 检查能得到比 X 线检查更加详细的图像

MRI（核磁共振检查）

利用电磁的反射得到各个方向的截面图，非常容易发现脑梗死和脑肿瘤等疾病

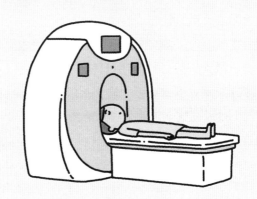

引起耳鸣的主要疾病及其治疗

单侧耳朵突然听不见声音的疾病为突发性耳聋。大部分患者在患此疾病后，会出现耳鸣的症状，另外还有 40% 患者会出现眩晕的症状。因为突发性耳聋没有任何前兆，突然出现，所以很多患者会记得十分清楚，自己的症状是什么时候，怎么引起的。

突发性耳聋大部分出现在单侧耳朵，有的患者完全听不到声音，有的患者只会觉得耳朵像是被什么堵住了一样，还有的患者检查后才知道自己有轻微的耳聋。

虽然造成突发性耳聋的原因在于内耳的感音系统，但并不知道具体的发病机制。虽然有病毒感染和暂时性血管障碍的说法，但是具体原因还不明确。在突发性耳聋中，感音性耳聋十分少见，有望通过治疗恢复。

突发性耳聋越早开始治疗，康复的概率就越大。病发后，最好可以在 48 小时内，最迟 2 周内开始治疗。病发 3~4 周后，听力一般会固定为无法听到的状态，治疗十分困难。

治疗核心为保持安静和药物治疗，口服或静脉滴注类固醇激素（肾上腺皮质激素）。另外，还可使用 ATP 制剂 *、维生素，以及高压氧等治疗方法。对于患有糖尿病等疾病而无法全身使用类固醇激素的患者来说，可以在鼓室内注射类固醇激素。

用语解说 ATP 制剂　是以三磷酸腺苷（ATP）为主要成分的药物，可以通过扩张血管来促进血液流通和组织的新陈代谢，改善耳鸣和眩晕的症状。

突然有一天耳朵听不到声音的突发性耳聋

单侧耳突然听不到声音

突发性耳聋可以治愈，只不过要及早接受治疗

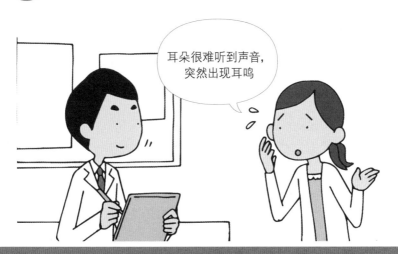

不要自己判断病情，要去医院

耳朵很难听到声音，突然出现耳鸣

如果对自己耳朵很难听到声音的状况置之不理，症状就会固定下来，难以治疗

听到很大的声音后，可能会出现耳鸣或听力恶化的情况，称为噪声性耳聋·声音外伤。噪声性耳聋·声音外伤是由于听到的巨大声响，对耳蜗内部的毛细胞造成伤害，属于感音性耳聋。声音外伤可由演唱会现场大声的音乐、爆炸声、佩戴耳机后等听到声音的音量过大引起。

虽然轻度耳聋可以自然治愈，但是如果之后听力依旧恶化或持续出现耳鸣、耳朵疼痛等症状，就有必要接受治疗。

感音性耳聋在很多情况下很难治疗，但是声音外伤有治愈的可能。治疗时，以药物治疗为主，如口服或静脉滴注类固醇激素（肾上腺皮质激素），使用 ATP 制剂、维生素等。

乘坐电车时，把耳机内的音量调得非常大或者每天长时间戴着耳机听音乐，因为音量并不明显，所以不会意识到，但是长此以往，会增加耳的负担，使听力恶化，这个过程称为"耳机性耳聋"。耳蜗内部的毛细胞逐渐被破坏，其过程非常缓慢，难以察觉，所以一旦意识到出现耳聋或耳朵内部出现异样，一定要去医院就诊。

常年在有机械噪声的工厂工作、居住在交通繁荣的街道旁边等，长期遭受较大声音的侵扰，耳的功能会受到损伤，演变为噪声性耳聋。

噪声性耳聋恶化的速度以年为单位，而且无法通过治疗恢复。必要时，需要用耳塞来阻挡噪声对耳的伤害。

大音量会损害听力

噪声性耳聋

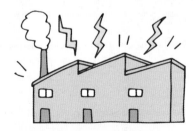

身处工厂的机械音中

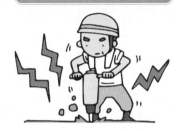

声音外伤

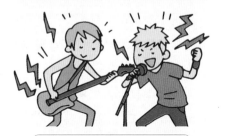

演唱会等场合的大声音

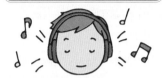

※ 即便不是大音量，长时间用耳机听较大声音的音乐也会造成"耳机性耳聋"

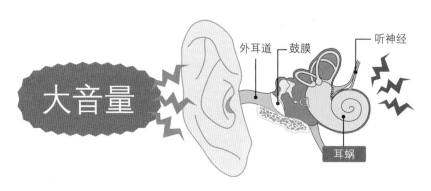

大音量

外耳道　鼓膜　听神经

耳蜗

大音量会伤害耳蜗内部的毛细胞 造成耳聋

耳垢堵塞外耳道引起的耳道堵塞

虽然谁都会有耳垢，但是耳垢积存太多的话，就会阻塞外耳道，引起耳道堵塞。耳垢为外耳道剥离脱落下的皮屑，耳垢腺、皮脂腺的分泌物，以及外部进入灰尘的混合物。

耳垢本身不是疾病，但是一旦将外耳道阻塞后，耳朵就会有堵塞的感觉，出现"卡塔卡塔""咔嚓咔嚓""咕咚咕咚"的耳鸣声。当洗澡或游泳时，水进入外耳道，耳垢的体积变大，压迫外耳道和鼓膜，出现疼痛的感觉，引起耳聋。另外，外耳炎和外耳道湿疹也会产生堵塞外耳道的耳垢。

耳垢堵塞是因为耳垢压迫外耳道和鼓膜而引起的炎症造成的，耳朵也会有疼痛的感觉。

治疗耳垢堵塞要清除耳垢。将耳垢清除后，耳垢堵塞引起的耳鸣、耳聋、耳痛等症状都会消除。

医生会根据耳垢堵塞的情况，吸出或用镊子取出耳垢。如果耳垢变硬，医生会在耳内注入液体，静置数日，等到耳垢变软后，取出耳垢。也会用洗耳水枪来清洁耳朵内部。清除耳垢后，如果外耳道受伤或出现炎症，可以使用抗生素和软膏。

虽然有耳垢不是一件好事，但是自己用工具清理耳垢时，有损伤外耳道和鼓膜的可能，不要过度清理。容易积存耳垢的人，可以定期去医院的耳鼻喉科清除耳垢。

由耳垢引起的耳道堵塞

耳垢积存过多后，会堵塞外耳道

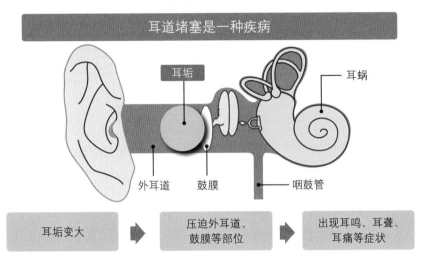

耳道堵塞是一种疾病

耳垢

耳蜗

外耳道　鼓膜

咽鼓管

| 耳垢变大 | ➡ | 压迫外耳道、鼓膜等部位 | ➡ | 出现耳鸣、耳聋、耳痛等症状 |

治疗方法为去除耳垢

清理耳垢容易伤害耳朵，所以只需要适当清理

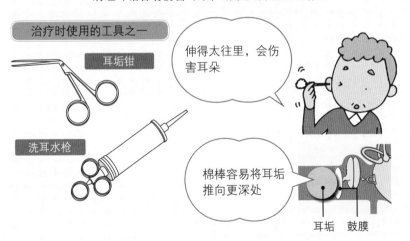

治疗时使用的工具之一

耳垢钳

洗耳水枪

伸得太往里，会伤害耳朵

棉棒容易将耳垢推向更深处

耳垢　鼓膜

如果容易积存耳垢，要定期去耳鼻喉科清除

炎症引起的外耳道炎

外耳道发生炎症称为外耳道炎。外耳道炎分为急性外耳道炎和慢性外耳道炎。

急性外耳道炎常由清理耳垢、洗澡、游泳等活动引起。用挖耳勺或手指将外耳道划伤，或者过敏性皮炎引起的皮肤粗糙被金黄色葡萄球菌*和真菌感染，出现炎症或肿痛等症状。自己能够察觉到的症状，一般从轻微的疼痛和瘙痒开始，感觉耳朵被堵塞、耳鸣。变严重后，会出现强烈的疼痛和耳脓。

慢性外耳道炎是由糖尿病或过敏体质、免疫力低下等原因引起的。有这些疾病的患者需要多注意。

治疗外耳道炎时，要清理耳朵内部，使用抗菌药或含类固醇激素（肾上腺皮质激素）的软膏或滴耳药。如果有需要，还可以口服消炎镇痛药。如果化脓情况严重，需要切开患处排脓。

治疗慢性外耳道炎时，除了要使用软膏和滴耳药，还需要使用止痒的药物。另外，如果患者有糖尿病等其他疾病，需要同时治疗。

治疗外耳道炎时，为了保护患部，不可以清理耳垢，触碰耳朵。平时如果频繁清理外耳道的话，外耳道的抵抗能力就会变弱，一定要注意。

接下来介绍渗出性中耳炎。

用语解说　金黄色葡萄球菌　经常存在于人体的皮肤、鼻黏膜、消化器官等部位的一种葡萄球菌。可以产生毒素。从伤口侵入，会引起化脓、炎症、食物中毒等疾病。

耳内瘙痒、疼痛的外耳道炎

导致外耳道出现炎症和肿胀

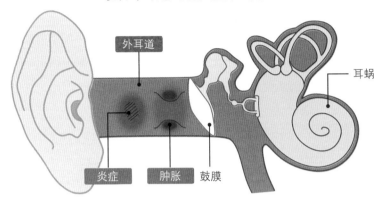

| 外耳道 | 耳蜗 |
| 炎症 | 肿胀 | 鼓膜 |

慢性外耳道炎

● 发病因为过度接触耳朵

● 耳朵内部出现强烈的瘙痒，耳内潮湿

● 和糖尿病、过敏体质、免疫力低下有关

急性外耳道炎

● 由掏耳朵、游泳、洗澡等活动引起

● 外耳道伤口感染

● 严重后会出现耳脓或无法入睡的疼痛

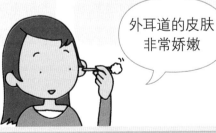

外耳道的皮肤非常娇嫩

有必要保持耳朵清洁，可是过度清理的话，抵抗力会下降

因为没有痛感而被忽视的渗出性中耳炎

鼓膜深处有一个叫作鼓室的腔隙。在鼓室内积存液体的疾病称为渗出性中耳炎。虽然鼓膜将鼓室和外耳道分隔开，但是通过一个叫作咽鼓管的纤细的管道与鼻咽部相连，随着吞咽动作的节奏，一张一合，调节鼓室的气压。患咽鼓管堵塞症后（参见第110页），鼓室内的气压得不到调节，鼓室就会处于持续低气压的状态，使中耳黏膜渗出的液体积存在中耳内。

渗出性中耳炎多发生在儿童，患病后，容易引起咽扁桃体肥大（腺样体肥大[*]）、鼻窦炎。近年来，患渗出性中耳炎的成人也在增加，除了咽鼓管堵塞症、鼻咽部肿瘤引起的咽鼓管堵塞，感冒、慢性鼻窦炎、过敏体质等也可能导致渗出性中耳炎。

患渗出性中耳炎后，渗出液积存在鼓室内，导致鼓膜震动困难，引起传音性耳聋。患者虽然会同时出现耳堵塞、耳鸣的症状，但一般没有疼痛的感觉。因此，很多患者会延迟看病。如果渗出性中耳炎治疗不彻底，就可能会恶化为需要手术的粘连性中耳炎和胆脂瘤型中耳炎。

渗出性中耳炎治疗时，应该抑制影响咽鼓管运转的鼻窦炎等，令咽鼓管通气。如果病症在不断恶化，就需要切开鼓膜，排出渗出液；也可进行置管术，将纤细的管道经鼓膜插入鼓室内，使中耳与外耳道相通，从而改善中耳通气引流。

接下来介绍外淋巴瘘。

腺样体肥大　腺样体位于鼻咽部顶部与咽后壁处，属于淋巴组织，又称咽扁桃体。其由于病变变大的状态称为腺样体肥大，会导致耳聋、张口呼吸、鼻堵塞的症状。

鼓膜深处的鼓室内积存液体的渗出性中耳炎

患渗出性中耳炎后，即便出现耳堵塞、耳鸣的症状，一般也不会有痛感，所以容易被忽视

渗出液积存在鼓室

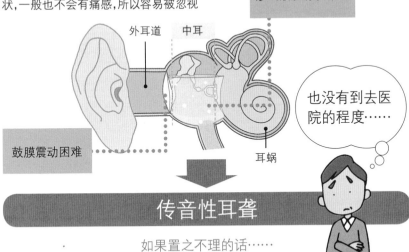

外耳道　中耳

鼓膜震动困难

耳蜗

也没有到去医院的程度……

传音性耳聋

如果置之不理的话……

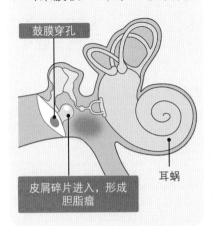

胆脂瘤型中耳炎

●耳朵疲软　●耳聋　●破坏骨骼

鼓膜穿孔

皮屑碎片进入，形成胆脂瘤

耳蜗

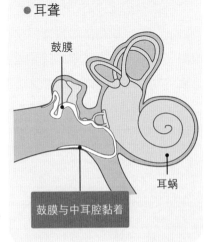

粘连性中耳炎

●耳聋

鼓膜

耳蜗

鼓膜与中耳腔黏着

107

内耳的外淋巴液漏至中耳的外淋巴瘘

外淋巴液从内耳漏至中耳，就会引起外淋巴瘘。如果分隔中耳和内耳的前庭窗和蜗窗的任意一个或者两者都出现破裂，那么耳蜗中的外淋巴液就会漏出。打喷嚏、咳嗽、呕吐、如厕时憋气、分娩等，以及乘坐飞机、乘坐高层电梯、潜水等气压产生变化时，或者在玩杠铃、举重、头部受到重击等情况下，前庭窗和蜗窗可能会出现破裂。有时，明明什么都没做，前庭窗和蜗窗却发生了破裂。

当鼓膜破裂时，会感受到"砰""吧唧"的破裂声。

外淋巴瘘会引发强烈的眩晕症状，且会导致耳聋急速恶化。同时伴随像水流过一样的耳鸣和头痛。也有不出现眩晕，仅出现耳聋和耳鸣的情况。

为了确诊是否患有外淋巴瘘，需要在手术时，利用内视镜来确认内耳道的状态。当疑似患有外淋巴瘘时，需要先入院1周，处于安静的状态下，等待破裂处自然愈合。这时，需要将头部垫高30°卧床休息，不要用力擤鼻涕或如厕时憋气，保持安静的状态。

进行药物治疗时，可以静脉滴注类固醇激素（肾上腺皮质激素）和碳酸氢钠，使用改善血液流通的维生素等制剂。保守治疗如果没有效果，就需要进行手术。将鼓室切开，如果确认外淋巴液发生外漏，需要将其堵塞，进行内耳道封锁手术[*]。

接下来介绍咽鼓管发生堵塞的咽鼓管堵塞症。

用语解说 内耳道封锁手术 修补前庭窗和蜗窗等内耳道内部破裂部位的手术。

前庭窗和蜗窗发生破裂,外淋巴液外漏

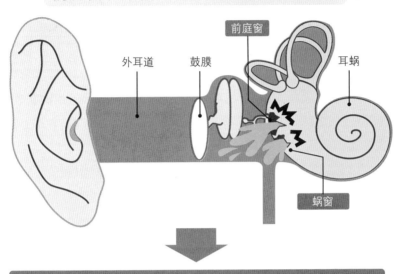

外耳道　鼓膜　前庭窗　耳蜗　蜗窗

剧烈的眩晕，使耳聋和耳鸣恶化

原因有很多

● 乘坐飞机和高层电梯

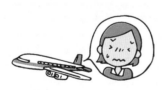

● 擤鼻涕

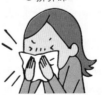

● 抬重物

● 撞击头部

● 如厕时憋气

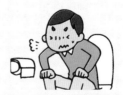

咽鼓管无法张开的咽鼓管堵塞症

咽鼓管闭合，无法调节鼓室内的气压，即为咽鼓管堵塞症。鼓膜深处的鼓室是一个空洞。外耳道和鼓室被鼓膜完全隔开，为了调节鼓室内的气压，有一条非常细的管道，这条管道就是咽鼓管。咽鼓管将鼓室和鼻咽部连接起来，平常为闭合状态，当发生吞咽动作时，咽鼓管会变为张开的状态。这时通过空气的进出将鼓室内与外界调整为相同的气压。

当飞机离开陆地时，耳朵会出现"叮"的响声，只需要吞咽唾液响声就会消失。这是因为，由于气压产生变化，鼓室与外界产生气压差，牵拉鼓膜，从而出现"叮"的声音，吞咽动作可以使咽鼓管打开换气，调整鼓室内的气压。

堵塞咽鼓管的原因有感冒、鼻炎、鼻窦炎等引起的鼻黏膜肿胀等。鼻咽部肿瘤也能引起咽鼓管堵塞，但是十分少见。

患咽鼓管堵塞症后，咽鼓管被堵塞，鼓室内的压力低于鼓膜外部压力，因此，会向内牵拉鼓膜，阻碍鼓膜发生震动，难以听到较低的声音，患上传音性耳聋。另外，由于鼓膜无法震动，会有耳堵塞的感觉，只能听到自己的声音，出现"嘣""咣"等耳鸣的声音。

咽鼓管堵塞症治疗时，应该根据患者的病因，对症用药。当鼻黏膜和喉咙出现炎症时，要使用抗炎药。症状比较严重时，需要经鼻插入咽鼓管导管*，使咽鼓管可以通气，即"通气疗法"。

如果所患的咽鼓管堵塞症比较轻，可以自然治愈。但是，如果对其置之不理，则可能会引起渗出性中耳炎等疾病，所以出现异常的话，要立刻去医院就诊。

 用语解说 咽鼓管导管　插入咽鼓管，用来通气、注射药物、排出分泌物的纤细管状医疗器具。

咽鼓管无法张开，鼓室无法换气

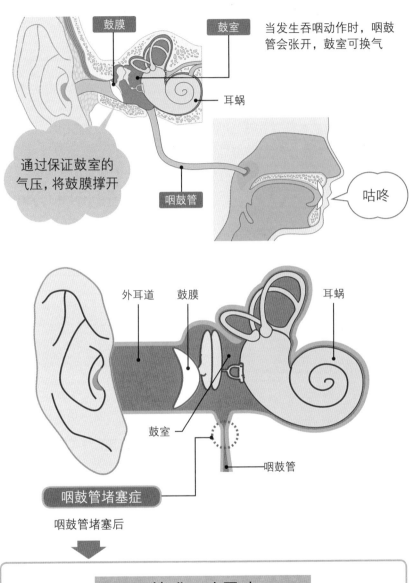

鼓膜

鼓室

当发生吞咽动作时，咽鼓管会张开，鼓室可换气

耳蜗

通过保证鼓室的气压，将鼓膜撑开

咽鼓管

咕咚

外耳道 鼓膜

耳蜗

鼓室

咽鼓管

咽鼓管堵塞症

咽鼓管堵塞后

鼓膜无法震动

传音性耳聋，非常清楚地听见自己的声音，出现低音耳鸣等

减轻耳鸣的治疗方法

耳鸣有治愈和消失两种可能

虽然介绍了很多引起耳鸣的原因，但是也会有检查很多次依然无法知晓耳鸣原因的情况。这时就无法给予对因治疗，就需要针对耳鸣本身进行对症治疗。只不过，治疗的目的也可能不是让耳鸣消失。

听到声音的途径包括：从外耳到中耳的传音系统和从内耳到脑的感音系统（参见第84页）。如果所患的耳鸣是由传音系统障碍引起的，治疗引起耳鸣的病因即可，治疗相对简单。但是，若耳鸣是由感音系统引起的，治疗就会非常难。特别是内耳耳蜗内部的感觉细胞（毛细胞）出现障碍时，无法进行治疗和再生。

当知道耳鸣的病因时，只需要治疗其病因，耳鸣就会消失。然而，当无法查明病因时，只能通过一些方法减轻耳鸣的症状。虽然不能让耳鸣完全消失，但是可以减轻耳鸣带来的痛苦和烦躁，维持正常的生活。

即便诊断结果显示原因不明或无法根治，患者也不要失落。即便是同一程度的耳鸣，不同的人感受到的痛苦也不一样。不要太在意耳鸣，也不要放弃治疗、随便敷衍，耐心地接受治理吧！

什么是耳鸣治愈

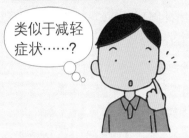

耳鸣治愈

类似于减轻症状……?

如果不知道病因，就只能减轻症状

感音性耳鸣

难以根治

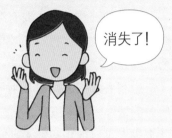

耳鸣消失

消失了!

如果知道引起耳鸣的病因，可以治疗病因，让耳鸣消失

传音性耳鸣

比较容易治疗

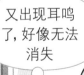

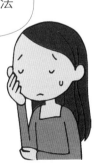

又出现耳鸣了，好像无法消失

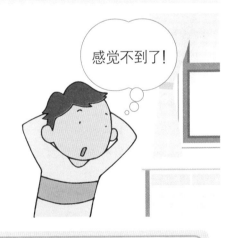

感觉不到了!

对耳鸣的感觉因人而异。
不要太在意的话，比较容易看到治疗效果

通过药物治疗减轻耳鸣

耳鸣的药物治疗主要有两种：使用抑制耳鸣的药物和减轻心理原因的药物。比较容易看到效果的药物治疗为，使用抗焦虑药和抗抑郁药来减轻心理因素。

患者心理因素会对耳鸣造成较大的影响。有焦虑、失眠、疲劳、压力等精神问题的患者，非常容易注意到耳鸣，产生更加痛苦的感觉。此类患者可以使用药物来抑制精神亢奋，减轻耳鸣的症状。抗焦虑药可以放松紧张的肌肉和血管，所以会对治疗耳鸣产生一定的效果。另外，调节自主神经的药物可以通过调整自主神经平衡来减轻耳鸣的症状。而且，有的患者还会同时出现失眠的症状。当对失眠产生焦躁或由于睡眠不足导致耳鸣恶化时，可以利用镇静催眠药提高睡眠质量，减轻耳鸣的症状。

改善血液流通和扩张血管的药物也可以用来抑制耳鸣的症状。这是因为当内耳和听神经出现障碍时，可以通过改善末梢血管的血液流通情况来加快代谢，减轻或消除耳鸣。

另外，还可以使用能够加快神经细胞代谢的维生素和中药等。只不过并不是所有的药物都有效果，而且药效因人而异。也要尝试其他的治疗方法，不要放弃治疗。

接下来介绍不依靠药物来减轻耳鸣的方法。

药物治疗的目的是减轻耳鸣

根据患者的状态使用药物

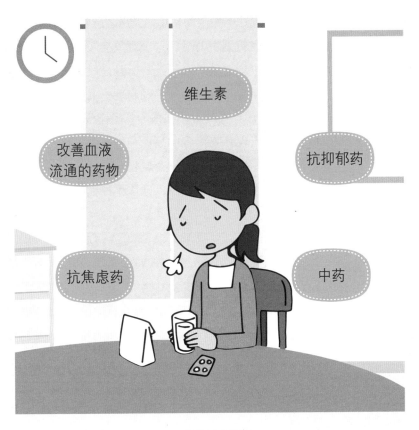

※ 药效因人而异

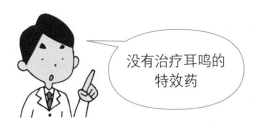

暂时阻断耳鸣的掩蔽疗法

当听到大音量的声音或处于噪声的环境时，患者感觉耳鸣会消失，这种现象就是掩蔽现象。在听到声音后，这个现象会短暂持续，长时间听接近耳鸣的大音量的声音，效果会更好，而且之后一段时间内患者会完全注意不到耳鸣的存在。这是因为神经出现了疲劳，被称为后效抑制[*]。利用这种现象治疗耳鸣的方法被称为耳鸣掩蔽疗法。

治疗时，先确认患者出现耳鸣声音的高低和频率，进行响度平衡检查。然后使用掩蔽疗法专用的器械播放音量稍稍高于耳鸣，且与耳鸣声音频率接近的噪声。患者听 1 分钟后，确认哪种程度的噪声可以让耳鸣消失。

治疗时，通常会使用掩蔽器械听 1~2 小时噪声。听不到耳鸣的时间因人而异，有的人只能持续几分钟，而有的人可以持续几小时。事实上，即便进行了掩蔽疗法，也不会改变耳鸣的大小和强度。但是，半数以上的患者会感受到效果。特别是老年性耳鸣或 6000 赫兹以上的高音耳鸣，非常容易收到效果。如果实现知晓自己在进行掩蔽疗法后，耳鸣会消失到何种程度的话，就可以配合工作和睡眠等生活节奏，来进行掩蔽治疗。

可是，现在能进行掩蔽治疗的设施非常少。所以，接下来介绍比较常见的耳鸣习服疗法（TRT）。

 用语解说 后效抑制　听到音量稍微高于耳鸣，且与耳鸣声音频率相近的噪声后，耳鸣会暂时性停止的现象。

能让耳鸣暂时"消失"的掩蔽疗法

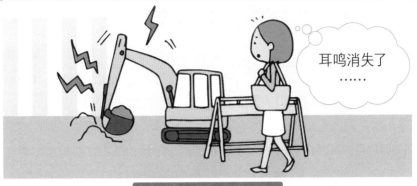

应用于治疗

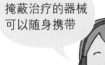

掩蔽治疗的器械可以随身携带

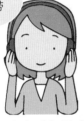

听 1~2 小时与耳鸣相似的噪声

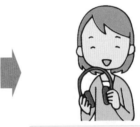

耳鸣会暂时消失（感觉到消失了）

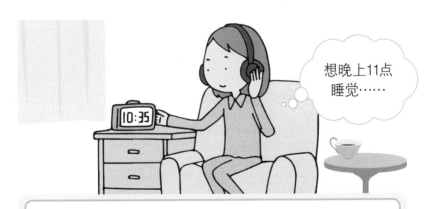

可以有计划地让自己进入听不到耳鸣的状态

让身体习惯耳鸣这种感觉的习服疗法

根据听到的声音，还有另外一种治疗耳鸣的方法，那就是耳鸣的习服疗法（TRT），即让身体习惯耳鸣的治疗方法。

在我们的生活中，并不会听到周围的所有声音。例如，即便室内正在使用空调，我们也不会注意到空调的声音；坐在发动机发出声音的车内，也能听音乐。这是因为，我们的大脑会选择性听到必要的声音，不会识别其他的声音。

即便处在很多人说话的酒吧内，也能选择性听取自己同伴的声音，这种现象称为鸡尾酒会效应。将大脑的这种选择性选取声音的能力用于治疗耳鸣的方法，即为耳鸣习服疗法。能听到原本不应该听到声音的状态就是耳鸣，因为觉得耳鸣让自己不舒服而更加在意耳鸣的话，就陷入一个恶性循环。耳鸣习服疗法可以终止这个恶性循环。

进行耳鸣习服疗法时，首先要让患者理解耳鸣发作的机制，佩戴耳鸣治疗仪，听取治疗的声音。治疗声音能让患者感到愉悦，音量稍微高于耳鸣。在大脑发出能放心听的判断的同时，会将耳鸣的声音识别为能够让人安心的声音。刚开始的时间较短，之后会延长为每天进行6~8小时，经过半年或一年的时间，就会习惯耳鸣的存在。

耳鸣习服疗法的效果因人而异。在欧美，70%~80%是有用的，也有人已经离不开耳鸣治疗仪了。而且，只要大脑习惯了耳鸣的存在，就会永远保持这个效果。

接下来介绍耳鸣的心理疗法。

什么是耳鸣的习服疗法（TRT）

通过听取让人感觉愉快的治疗声音，使大脑将耳鸣也识别为令人愉快的声音

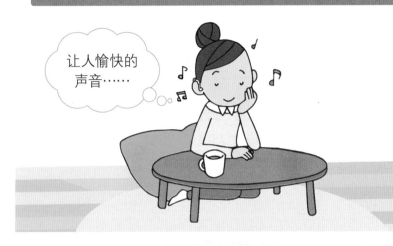

让人愉快的声音……

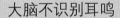

大脑不识别耳鸣

意识不到耳鸣

感觉不到耳鸣的声音了

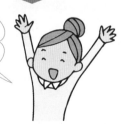

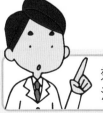

效果是永久的，先来佩戴一段时间的耳鸣治疗仪吧

减轻心理原因的心理疗法

　　心理原因会对耳鸣造成很大的影响。很多来医院就诊的耳鸣患者，都会有精神压力的问题。而且，耳鸣会影响日常生活，给身心造成非常大的负担。如果过于在意耳鸣的话，会导致耳鸣恶化，陷入恶性循环。所以，减轻心理负担，对于治疗耳鸣非常重要。治疗时，可以先进行心理指导。

　　其中，生物反馈疗法可消除身心的压力，对治疗耳鸣有一定的作用。生物反馈疗法即患者通过了解自身的状态，来控制自己压力的疗法。有压力时，人体会出现肌肉紧张、血压升高、心率加快、脑电波过于活跃、出汗等生理反应。医疗器械可以通过检测，将这些生理反应数值化，让患者了解自己身体的变化。

　　一般来说，检测时，通过在眉间贴敷电极，从额头肌肉的肌电图来判断紧张的程度，并在检测仪上通过颜色或声音表现出来。患者可以通过眼和耳来确认自己在哪个时刻，肌肉会变得紧张，寻找放松的方法。

　　如果自己可以控制肌肉的紧张程度，出现耳鸣时，就可以使用这种方法缓解紧张，缓解耳鸣的症状。

　　第4章将介绍在生活中如何消除眩晕和耳鸣带来的不快。

心理疗法对耳鸣也有效

通过解决心理问题来减轻耳鸣的症状

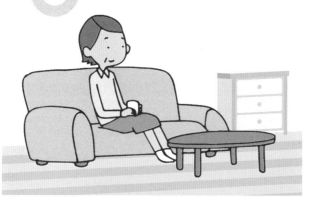

○ 处于放松的状态

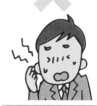

处于紧张的状态

生物反馈疗法

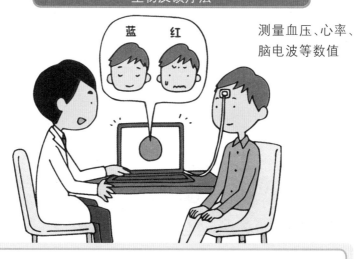

蓝　红

测量血压、心率、脑电波等数值

患者通过了解自己的状态，来控制自己的压力

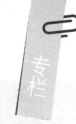

让老年人烦恼的
老年性耳聋

任何人的身体都会随着年龄的增加，缓慢衰老。耳朵自然也无法避免这个规律。耳朵的感音细胞、毛细胞和耳蜗神经也会慢慢衰老，导致无法听到声音，这就是老年性耳聋。

老年性耳聋一般在50岁左右开始出现，患者首先会很难听到400赫兹以上的高音部分，和60岁以上的人说话时，常用的500~2000赫兹频率的声音也很难被听到。

老年性耳聋的特征是，两只耳朵听力都变差，特别是无法听到较高的声音。同时还会出现耳鸣的症状。

老年性耳聋会随着年龄的增加出现，但是恶化情况因人而异。原因还不是很清楚，但是氧化应激*会对内耳造成伤害。另外，环境因素也有一定的影响。因为这种疾病是随着年龄的增加出现的，所以没有有效的治疗方法。可以考虑佩戴助听器。对于使用助听器，很多人会犹豫，但是佩戴助听器可以有效地防止耳聋和语言理解能力的衰退。

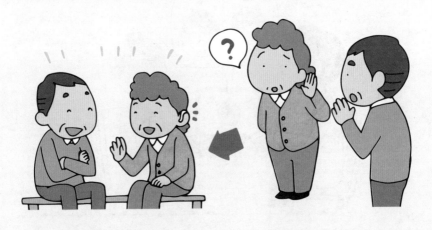

 氧化应激　身体内部由于活性氧而出现的氧化反应和抗氧化作用的平衡紊乱，氧化反应增加，会对细胞产生不好的影响。

控制眩晕及耳鸣的生活技巧

本章将介绍一些可以缓解由眩晕及耳鸣引起的不愉快感觉的生活技巧。在日常生活中，需要自我调节心理压力，改善饮食生活，以及养成运动的习惯等。

日常生活中改善眩晕及耳鸣的方法

改善眩晕的平衡功能训练法

在日常生活中，可以进行改善眩晕的训练。平衡功能训练法可以强化身体的平衡能力，对内耳障碍引起的眩晕非常有效。

平衡功能训练法

 眼的运动　不移动头部，只移动眼

① 交替注视左右的记号

② 只注视一点

③ 目光追随移动的目标

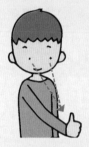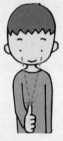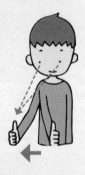

 头部的运动　尽可能迅速地移动

① 左右摇头　　③ 左右旋转

② 前后摇头　　④ 旋回头部

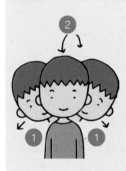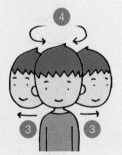

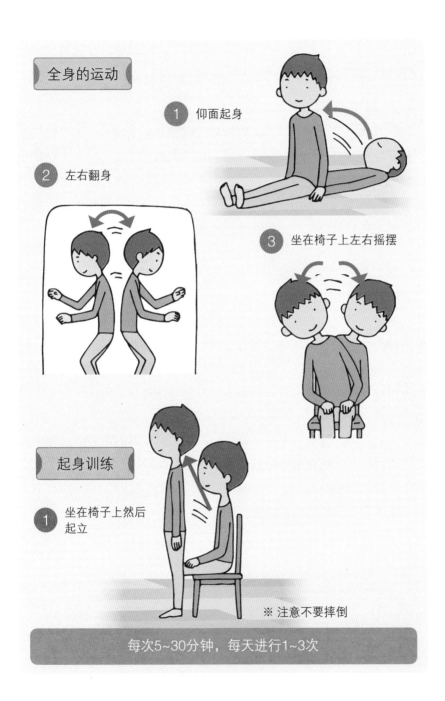

全身的运动

1 仰面起身

2 左右翻身

3 坐在椅子上左右摇摆

起身训练

1 坐在椅子上然后起立

※ 注意不要摔倒

每次5~30分钟，每天进行1~3次

通过听音乐来减轻耳鸣

听音乐有利于减轻耳鸣。前面已经介绍过，人体处于噪声的环境时，会注意不到耳鸣的存在。反之，在安静的环境中，就会十分在意耳鸣，感到不舒服。这与白天注意不到钟表指针的声音，到了晚上睡觉时其声音变得特别明显是一个道理。在没什么声音的环境中，就会变得特别在意耳鸣的声音，甚至还会有更强烈的感觉。

在日常生活中，放松时不妨试着听听音乐。只不过选择音乐时需要注意，声音比较大的摇滚音乐可能会损伤耳内部的感觉细胞（参见第100页），不太适合听。

很多患有眩晕及耳鸣的人，身心都会有较大的压力。轻音乐可以镇静神经，放松效果较强。将音量设定为不打扰其他活动的程度，经常听。当然，对于通过欣赏音乐来消除压力的人来说，只要注意音量，也可以选择摇滚和流行音乐。只不过长时间佩戴耳机听音乐会对听力造成伤害，所以要避免其对耳朵的负担。

另外，听广播或看电视也是一种方法。但是有的内容会让神经处于兴奋的状态，或是影响睡眠，造成压力，所以要谨慎选择听广播或看电视的时间和内容。

接下来介绍为了减轻眩晕和耳鸣生活中需要注意的事情。

听音乐放松身心

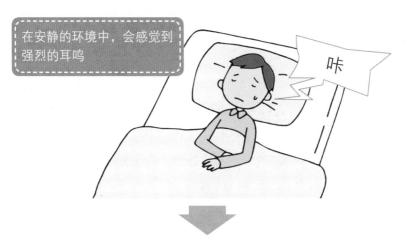

在安静的环境中，会感觉到强烈的耳鸣

咔

通过音乐来减轻耳鸣

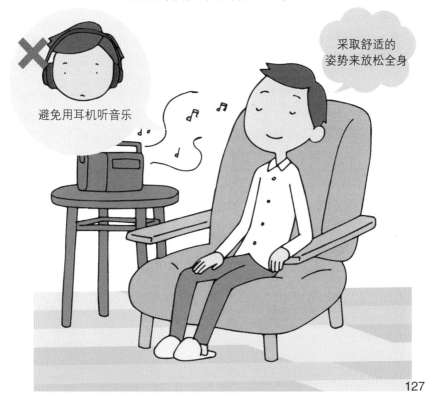

避免用耳机听音乐

采取舒适的姿势来放松全身

生活中需要注意的事情

提高睡眠质量

控制自身的压力可以避免眩晕和耳鸣继续恶化。所以需要充足的睡眠，让自己的身心得到完全的放松。然而，出现眩晕和耳鸣的人往往会有睡眠问题。特别是晚上想要入睡时，在安静的夜晚反而会感觉到强烈的耳鸣。对白天忘记的耳鸣和眩晕感到不安和焦虑，导致更加无法入睡，扰乱生活节奏，陷入压力较大的恶性循环。所以，要尽量不注意耳鸣，不战战兢兢。无论如何都很在意耳鸣的人，可以咨询医生，进行耳鸣习服疗法（参见第 118 页）。

虽然可以使用的设施有限，但是掩蔽疗法也是一种治疗方法（参见第 116 页）。另外，为了避免听到耳鸣，可以小声播放音乐。选择让人平静下来的轻音乐，进入到环境中的水流声、小鸟的叫声中等。选择能让自己放松的音乐。但是，特别喜欢的音乐和广播节目等反而会让大脑兴奋而失眠。

不管怎么说，过于担心失眠也不是一件好事。早上沐浴朝阳，白天做一些运动，根据生活的节奏，维持一个即便时间很短但质量较高的睡眠吧！

接下来介绍眩晕及耳鸣患者饮食相关的注意事项。

良好的睡眠有利于缓解压力

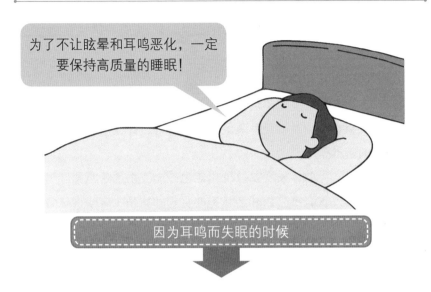

为了不让眩晕和耳鸣恶化，一定要保持高质量的睡眠！

因为耳鸣而失眠的时候

耳鸣习服疗法

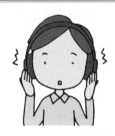

听轻音乐

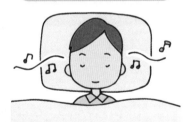

保持良好的生活节奏

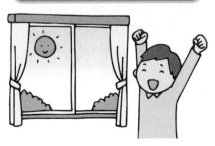

保持饮食平衡

正确的饮食生活可以缓解眩晕及耳鸣的症状。其中最基本的就是保持一日三餐营养均衡。不健康的饮食习惯不仅会导致糖尿病、血管疾病等，而且会引起眩晕及耳鸣的症状。另外，即便没有疾病，饮食也是健康的基本。

营养不足会导致体质变差、抗压能力减弱。出现眩晕和耳鸣时，要尽量避免摄入含有咖啡因和调味料的食物和饮品。这些物质会兴奋神经，可能会使眩晕和耳鸣恶化。除了咖啡、绿茶、粗茶之外，可乐等碳酸饮料和功能饮料中也含有大量的咖啡因。除了一些民族特色饮食外，芥末和泡菜里也含有调味料，所以要尽量避免使用。植物性食物中含有大量的营养素，但是几乎没有维生素 B_{12}。

维生素 B_{12} 有促进神经代谢的作用，经常被用于治疗眩晕和耳鸣。动物的肝脏、猪肉、沙丁鱼、秋刀鱼、蛤、蚬、贝等食物中含有大量的维生素 B_{12}。除此之外，还需要摄取辅助糖类代谢的维生素 B_1，有利于缓解身心疲劳的 B 族维生素，有利于消除压力的维生素 C 以及钙等营养物质。

另外，对于失眠的人来说，晚饭要尽量避免油脂过量，以及含有咖啡因、调味料的食物。因为消化油脂需要一定的时间，晚饭摄入油脂会降低睡眠的质量。咖啡因和调味料可能会让人无法入睡。

接下来介绍眩晕及耳鸣患者运动的相关内容。

饮食对于眩晕和耳鸣患者来说非常重要

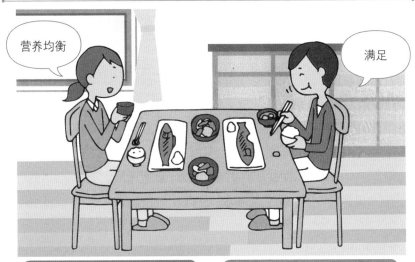

需要避免的食物	需要摄入的食物
● 咖啡因　▶能量饮料	● 维生素 B$_{12}$
● 调味料　▶辛辣食物	● 维生素 B$_1$　▶猪肉、水果
● 暴饮暴食　▶不能只吃肉	● 维生素 C
	● 钙　▶牛奶

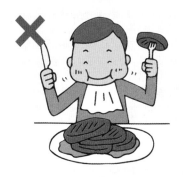

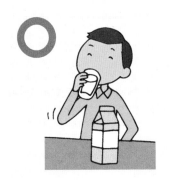

保持营养均衡非常重要。
不要过量摄取某种食物和营养素

要适量的运动

适量运动可以缓解眩晕及耳鸣的症状。运动对缓解能够让眩晕和耳鸣恶化的压力非常有效。出现眩晕和耳鸣后，心情容易变得不愉悦，也有的人因为担心"如果运动使眩晕及耳鸣恶化该怎么办"，做运动时会犹豫不决。

确实，如果眩晕的感觉非常强烈的话，必须保持安静的状态。但是，进行平衡能力训练、习惯身体的活动非常重要。而且，运动会加快人体的代谢，促进血液循环，因而可以起到预防和改善耳鸣的作用。

白天进行适量的运动后，身体会感觉到疲劳，有利于改善睡眠质量。虽然可以做喜欢的运动，但是我们还是给大家推荐步行。

步行，不论是谁，都可以轻松地开始，而且一般不会对眩晕及耳鸣造成影响。不用拘泥于时间和场所，也不用花钱。最好每天走30~60分钟，每周进行5天。但是，在开始的时候，需要根据自己的身体状况来选择慢走的时间，不要勉强自己。如果每次无法保持步行30分钟的话，可以每次走10分钟，分3次进行。最重要的就是坚持。

在步行的时候，要保持心情愉悦。万一在途中出现了眩晕，不要勉强自己，要停下来休息。症状消退后，根据自己的状况，再开始步行。另外，如果想做游泳或潜水等强度较大的运动，需要咨询医生。

接下来介绍眩晕及耳鸣患者吸烟和饮酒的相关内容。

可以轻松开始的步行

每天步行30~60分钟，每周进行5天

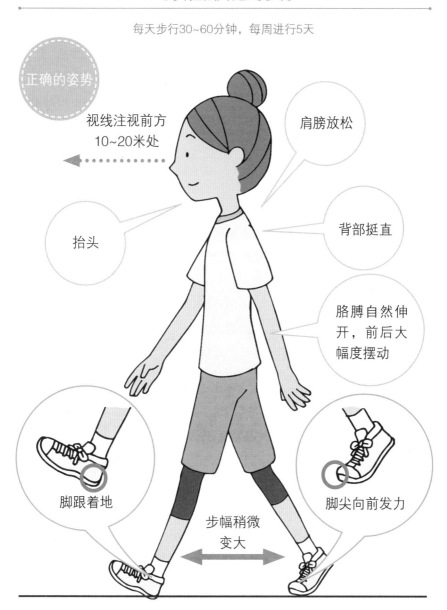

正确的姿势

视线注视前方
10~20米处

肩膀放松

抬头

背部挺直

胳膊自然伸
开，前后大
幅度摆动

脚跟着地

脚尖向前发力

步幅稍微
变大

戒烟限酒

吸烟和饮酒虽然对身体有害，但是很多人会觉得吸烟和饮酒能释放压力。前面已经强调过，对于有眩晕和耳鸣的人来说，消除压力非常重要。但是应避免通过吸烟和饮酒来消除压力。

"酒为百药之长"，适量饮酒对于消除压力和维持健康有一定的作用。但是酒精会影响平衡感，降低脑干和小脑的功能，有麻痹神经的作用。另外，对于有眩晕的人来说，降低平衡感有加重眩晕的风险，所以禁止饮酒。对于耳鸣的人来说，如果饮酒可以减轻症状的话，就可以适量饮酒。但是注意不要过量饮酒，不要达到走路不稳和无法控制自己感情的程度。

基本上来说，吸烟是被禁止的。吸烟后，烟草中所含的尼古丁会让血管收缩，向脑和内耳运输的血流减少。吸入一氧化碳会阻碍血液运送氧气。吸烟带来的放松效果，是因为吸烟可以消除体内尼古丁突然缺失引起的戒断症状。这是因为身体对尼古丁产生了依赖，而不是真的对身心产生了作用。而且，烟草内含有 50 种以上的致癌物质，会降低全身的免疫力和抗压能力。为了减轻眩晕和耳鸣的症状，必须马上戒烟。

不能利用吸烟和饮酒来消除压力

饮酒会引起

- 平衡感丧失，使眩晕恶化
- 脑干和小脑的功能降低

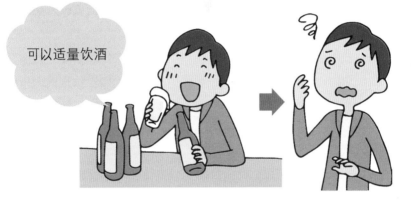

可以适量饮酒

吸烟会引起

- 血管收缩，导致脑和内耳供血不足
- 吸入一氧化碳后，阻碍血液运送氧气
- 释放50种以上的致癌物质
- 全身的免疫力和抗压能力降低

吸烟有百害无一利！
一定要马上戒烟

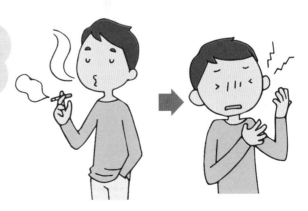

拒绝快节奏，让生活慢下来

虽说消除压力非常重要，但是很多人并不知道怎么才能消除压力。把应对压力当作任务的话，反而会增加压力。这时需要改变想法，快乐地度过每一天。

首先需要做到拒绝繁忙。在日常生活中，工作、家务、人际交往等必须要做的事情都会变为人的压力。尤其对于比较认真的人来说，忍受各种各样的事情，在不知不觉中积攒了许多压力。最好重新审视一下每天重复做的事情和工作的顺序等。确定这件事是否真的非做不可，也许有的事情你不需要自己做。

如果可以减少必须要做的事情，就可以让生活变得更轻松。特别是对于沉迷于工作的人来说，很多人不知道怎么度过休息日。你需要下定决心，将工作与休息分开。工作上的人际交往和接待等事情，可能会造成很大的压力。

但是，有些人不能什么都不做。闲下来后反而会更加在意眩晕和耳鸣的症状。这时，就需要做一些自己想做的事情。培养新的兴趣爱好，也是一种不错的选择。

最重要的就是，可以用快乐的时光来让自己忘记眩晕和耳鸣。只不过，不要太过沉迷自己喜欢的事情比较好。

让生活慢下来，不要积攒压力

日常生活中的无奈会演变为压力

● 麻烦　● 不擅长

忍耐忍耐

● 做饭　● 洗涤　● 大扫除

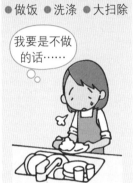

我要是不做的话……

● 定额　● 最后期限

还不够

为了缓解眩晕、耳鸣的症状，需要过慢节奏的生活

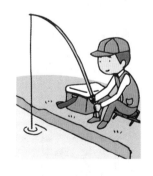

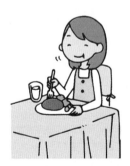

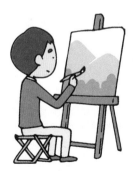

休息日

享受

兴趣

缓解压力的方法

让全身放松的舒展运动

可以利用工作和家务劳动的间隙，通过舒展运动来放松紧张的身体，促进血液循环，让心情变得更好。另外，如果不确定是否有益于眩晕和耳鸣的症状，就和医生商量之后再做。

伸展胸部

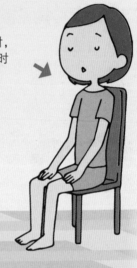

1 深吸气的同时，挺起胸部，同时向后移动头部

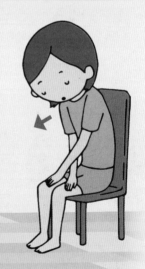

2 呼气的同时，弯腰，左手放在右侧膝盖上，右手放在左侧膝盖上

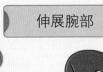

① 两手在前方交
叉，深呼吸

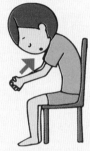

② 慢慢呼气的同
时，向前伸手，
弯腰

③ 呼气后，放松肩
部，吸气，手回
到原来的位置

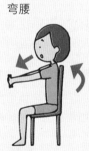

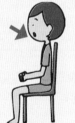

④ 缓慢呼气的同时，
腕部前伸

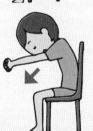

放松肩部，两臂自然下垂

① 在深呼吸的同
时，慢慢抬起
双肩

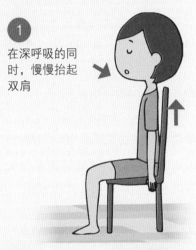

② 慢慢呼气的同
时，降低双肩

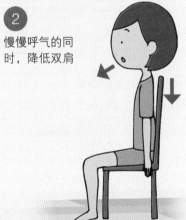

伸展时，不要屏住呼吸，保持心情愉悦。如果感到疼痛，
就说明做得太过

入浴可以放松身心

在日常生活中，最简单的消除压力的方法就是泡澡。每个人泡澡的时间和对泡澡的看法不同，有的人因为没有时间，且觉得清理浴缸很麻烦，所以只使用淋浴。建议使用浴缸泡澡，让身心都得到放松。

泡澡对健康的好处，在医学上也得到了证实。泡澡水的温热效果和水压可以促进血液循环，浮力则可以让身心得到放松。身体浸泡在泡澡水之后，泡澡水的温度可以使血管扩张、血流更加通畅，有利于排出体内的代谢产物和疲劳物质。

入浴后，会感觉到更大的水压。这一部分水压有助于积存在下半身的血液返回心脏，消除水肿，让心脏更加活跃。

入浴后，会感觉到体重变轻。因为热水产生浮力，所以感受到的体重只有在地面上的1/10左右。入浴可以让脚和腰部的肌肉更加放松。

只不过，因为温度会使血管扩张，所以血压会非常容易下降，有的人会感到头晕。从浴缸里出来时，不要猛地站起来。而且，在浴室内要缓慢移动，注意不要跌倒。可以使用脚垫和浴室椅来防滑。另外，还可以在浴室安装扶手。

对于患有良性发作性位置性眩晕症的人来说，低头时会出现眩晕的感觉，所以洗头发时需要注意。当眩晕的症状非常剧烈，或者出现了恶心、呕吐的症状时，就不要泡澡了。

泡澡可以放松身心

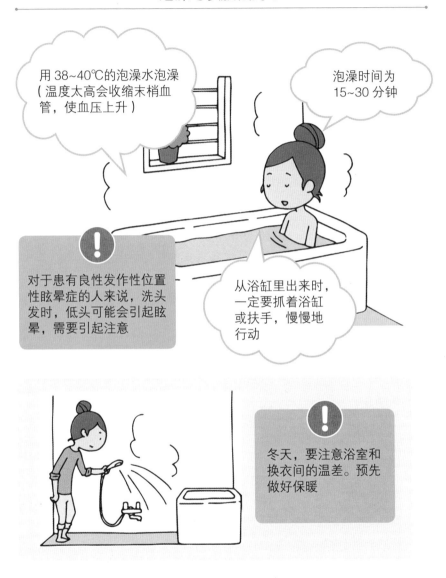

用 38~40℃的泡澡水泡澡（温度太高会收缩末梢血管，使血压上升）

泡澡时间为 15~30 分钟

对于患有良性发作性位置性眩晕症的人来说，洗头发时，低头可能会引起眩晕，需要引起注意

从浴缸里出来时，一定要抓着浴缸或扶手，慢慢地行动

冬天，要注意浴室和换衣间的温差。预先做好保暖

眩晕非常剧烈，出现恶心、呕吐的情况时，
就不要泡澡了

如何更好地克服眩晕及耳鸣

在日常生活中，有眩晕和耳鸣的人容易感到焦虑。特别是有的人因为非常担心外出时突然出现眩晕和耳鸣，而限制自己的行动。但是只要具备正确的知识，就没有必要如此不安。

对于突然出现的眩晕，最重要的就是不要慌乱，让自己保持镇静。如果过于慌乱，就有可能发生事故。

首先，可以深呼吸来让自己安静下来。然后，找一个能坐下来，让自己平静的地方。尽可能到背阴处或室内。周围如果有人的话，可以请他们帮忙，扶着自己。特别是，如果在楼梯或交通繁华的道路上，会非常危险，一定要请人帮忙。

乘坐电车或巴士时，会因为车身的摇晃而增强眩晕的感觉，最好在就近站点下车。有跌倒或跌落的风险，不要逞强。要向乘务员或周围的人求救。

开车时，在确认前后安全的基础上，将车缓慢地停在路边上。

如果能转移到休息的地方，就可以以放松的姿势，把衣服松开，休息一会儿。

如果从医院开了抗眩晕药或止吐药等处方药，等到稍微好一点之后，再服药。

症状消失之后，需要马上去医院就诊。

接下来介绍需要马上就医的眩晕及耳鸣。

突然出现眩晕怎么办

首先要确保安全

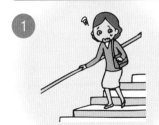

1

- 不要快速移动
- 抓着楼梯的扶手
- 将车停靠在路边

深呼吸

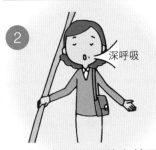

2

深呼吸

- 缓慢呼吸，使心情平静下来

转移至能够休息的地方

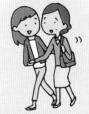

3

- 缓慢移动
- 尽量向别人求助
- 离开电车或巴士

休息到平静下来为止

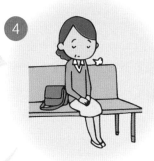

4

- 姿势放松
- 把衣服松开
- 如果有处方药，根据医嘱服药

症状消失后

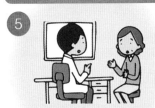

5

- 去医院就诊

如果出现以下情况请立刻就医

引起眩晕和耳鸣的原因有很多，其中可能隐藏着非常危险的疾病。接下来介绍应该立刻去医院就诊的眩晕和耳鸣。

需要注意的是，与眩晕和耳鸣同时出现的其他症状。如果出现剧烈的头痛、呕吐、看东西有重影、手脚发麻无法活动、舌不灵活、意识薄弱等症状，一定要尽快就医。因为这些很有可能是因为脑部疾病引起的中枢性眩晕*，非常危险。

中枢性眩晕的原因有很多，例如脑血流不畅，组织坏死引起的脑梗死，血管破裂出血引起的脑出血，脑干和小脑供血不足引起的椎-基底动脉供血不足等脑血管疾病，第8对脑神经（前庭蜗神经）肿瘤等脑部肿瘤等原因。其中脑梗死和脑出血刻不容缓。虽然这些原因引起的眩晕和耳鸣的情况不是很多，但是会危及生命，所以一定不能忽视。

出现眩晕和耳鸣的症状后，很多人会去耳鼻喉科就诊，但是如果出现了这些症状，需要去有神经外科和神经内科的综合医院就诊。

如果突然发作，不要慌张，可以请求救护车的帮忙，立刻将患者转移到医院。

  用语解说　中枢性眩晕　脑梗死、脑出血、椎-基底动脉供血不足、听神经瘤等脑部疾病引起的眩晕。

眩晕和耳鸣的同时出现这些症状，要立刻就医

眩晕和耳鸣可能会隐藏着非常危险的疾病

头痛、呕吐

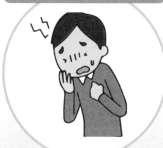

手脚发麻、无法活动

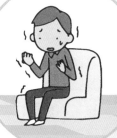

意识薄弱

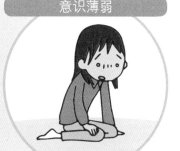

看东西有重影

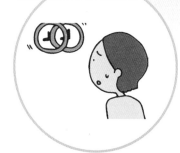

舌不灵活

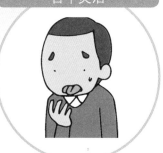

请尽快去有神经外科、神经内科的综合医院就诊

享受更加美好的生活

大部分眩晕及耳鸣不会在短期内治愈，很多人需要长时间治疗。但是，患者也没有必要产生"可能一生都无法治愈""治疗要持续到什么时候啊"等消极情绪。即便需要长时间面对眩晕及耳鸣的症状，但是心态的不同，患者感受到的症状也会产生很大的差别。

事实上，即便出现同样的症状，有的患者感觉比较明显，而有的患者感觉并不是那么强烈，患者的生活品质也不同。

因为太过于恐惧眩晕、耳鸣而拒绝外出，避免与他人交流的话，就会对症状越来越在意。所以，首先要正确理解自己眩晕和耳鸣的症状。知道自己什么时间容易出现眩晕和耳鸣，以及如何应对这些症状后，恐惧的心情就会缓和下来。可以参考本书，请医生和护士为自己说明病情。

患者如果能够掌握应对疾病的知识，就会知道生活中应该注意什么。在应该注意的事情的基础上，寻找疾病以外的生活乐趣，你会发现，出现眩晕和耳鸣的时间越来越少。

参考文献

［1］神尾友信. スーパー図解 めまい・耳鳴り. 法研，2010，11.

［2］落合慈之. 耳鼻咽喉科疾患ビジュアルブック. 学研メディカル
秀潤社，2011，10.

［3］医療情報科学研究所. 病気がみえる vol.7 脳・神経第1版，メデ
ィックメディア，2011，3.

［4］坂井建雄，橋本尚詞. ぜんぶわかる人体解剖図. 成美堂出版，
2010，3.

［5］坂井建雄，久光正. ぜんぶわかる脳の事典. 成美堂出版，2011，8.

古宇田宽子

1968年生于日本东京。1994年毕业于东京医科齿科大学医学部。同年进入东京医科齿科大学耳鼻咽喉科学教室。1996年入职川口工业综合医院，1997年入职埼玉县癌症中心。1999年出任东京医科齿科大学耳鼻咽喉科医生，2001年出任助教。2008年至今为东京都保健医疗公社大久保医院主任医师。日本耳鼻咽喉科协会专业医生，日本眩晕平衡协会认定专业医生，助听器咨询医生。东京医科齿科大学临床副教授。